· The Motion of the Heart and Blood ·

　　他是数千年来第一个发现血液运动规律的科学家。他给世界以健康，他给自己以英名；他是把动物的起源和产生从伪科学中解放出来的唯一的一个人。人类得以获取知识应该归功于他，医学得以生存和发展也应归功于他……

——哈维的墓志铭

　　哈维的学说标志着医学与旧传统的决裂；人们不再满足于小心翼翼的观察和精确无误的描述；人们也不再满足于精心编造的理论和梦想；有史以来，人们第一次以现代科学意识用实验的方法研究重大的生理问题……《心血运动论》将世界列入了实验医学的时代。

——威廉·奥斯勒 1906 年在伦敦皇家医学会哈维纪念会上的演讲

本书列入"十四五"国家重点图书出版规划

科学元典丛书

The Series of the Great Classics in Science

主　　编　任定成

执行主编　周雁翎

策　　划　周雁翎

丛书主持　陈　静

　　科学元典是科学史和人类文明史上划时代的丰碑，是人类文化的优秀遗产，是历经时间考验的不朽之作。它们不仅是伟大的科学创造的结晶，而且是科学精神、科学思想和科学方法的载体，具有永恒的意义和价值。

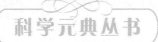

心血运动论

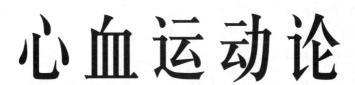

The Motion of the Heart and Blood

[英] 哈维 著 田洺 译

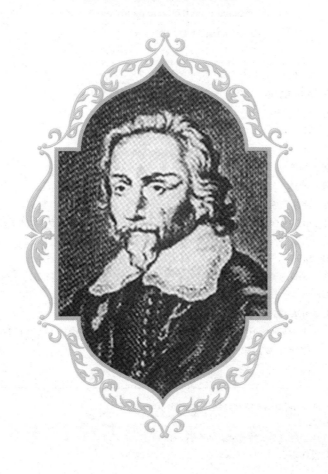

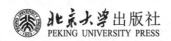

北京大学出版社
PEKING UNIVERSITY PRESS

图书在版编目(CIP)数据

心血运动论/(英)哈维(Harvey, W.)著；田洺译. —北京： 北京大学出版社，2007.2

（科学元典丛书）

ISBN 978-7-301-09549-2

Ⅰ.心… Ⅱ.①哈… ②田… Ⅲ.人体—血液—循环—理论 Ⅳ.R331.3

中国版本图书馆 CIP 数据核字（2005）第 096674 号

AN ANATOMICAL DISQISITION

ON THE MOTION OF THE HEART AND BLOOD IN ANIMALS By William Harvey

Translated from the Latin by Robert Willis

London: J. M. Dent & Co., 1923

书　　　　名	心血运动论	
	XINXUE YUNDONGLUN	
著作责任者	[英]哈维 著　田　洺 译	
丛 书 策 划	周雁翎	
丛 书 主 持	陈　静	
责 任 编 辑	李淑方	
标 准 书 号	ISBN 978-7-301-09549-2	
地　　　　址	北京市海淀区成府路 205 号　　100871	
网　　　　址	http://www.pup.cn	新浪微博：@ 北京大学出版社
微信公众号	通识书苑（微信号：sartspku）　科学元典（微信号：kexueyuandian）	
电 子 邮 箱	编辑部 jyzx@pup.cn	总编室 zpup@pup.cn
电　　　　话	邮购部 010-62752015　发行部 010-62750672　编辑部 010-62767346	
印 刷 者	北京中科印刷有限公司	
经 销 者	新华书店	
	787 毫米×1092 毫米　16 开本　12.25 印张　彩插 8　281 千字	
	2007 年 2 月第 1 版　2024 年 1 月第 7 次印刷	
定　　　　价	48.00 元	

弁　言

这套丛书中收入的著作，是自古希腊以来，主要是自文艺复兴时期现代科学诞生以来，经过足够长的历史检验的科学经典。为了区别于时下被广泛使用的"经典"一词，我们称之为"科学元典"。

我们这里所说的"经典"，不同于歌迷们所说的"经典"，也不同于表演艺术家们朗诵的"科学经典名篇"。受歌迷欢迎的流行歌曲属于"当代经典"，实际上是时尚的东西，其含义与我们所说的代表传统的经典恰恰相反。表演艺术家们朗诵的"科学经典名篇"多是表现科学家们的情感和生活态度的散文，甚至反映科学家生活的话剧台词，它们可能脍炙人口，是否属于人文领域里的经典姑且不论，但基本上没有科学内容。并非著名科学大师的一切言论或者是广为流传的作品都是科学经典。

这里所谓的科学元典，是指科学经典中最基本、最重要的著作，是在人类智识史和人类文明史上划时代的丰碑，是理性精神的载体，具有永恒的价值。

一

科学元典或者是一场深刻的科学革命的丰碑，或者是一个严密的科学体系的构架，或者是一个生机勃勃的科学领域的基石，或者是一座传播科学文明的灯塔。它们既是昔日科学成就的创造性总结，又是未来科学探索的理性依托。

哥白尼的《天体运行论》是人类历史上最具革命性的震撼心灵的著作，它向统治西方思想千余年的地心说发出了挑战，动摇了"正统宗教"学说的天文学基础。伽利略《关于托勒密和哥白尼两大世界体系的对话》以确凿的证据进一步论证了哥白尼学说，更直接地动摇了教会所庇护的托勒密学说。哈维的《心血运动论》以对人类躯体和心灵的双重关怀，满怀真挚的宗教情感，阐述了血液循环理论，推翻了同样统治西方思想千余年、被"正统宗教"所庇护的盖伦学说。笛卡儿的《几何》不仅创立了为后来诞生的微积分提供了工具的解析几何，而且折射出影响万世的思想方法论。牛顿的《自然哲学之数学原理》标志着 17 世纪科学革命的顶点，为后来的工业革命奠定了科学基础。分别以惠更斯的《光论》与牛顿的《光学》为代表的波动说与微粒说之间展开了长达 200 余年的论战。拉瓦锡在《化学基础论》中详尽论述了氧化理论，推翻了统治化学百余年之久的燃素理论，这一智识壮举被公认为历史上最自觉的科学革命。道尔顿的《化学哲学新体系》奠定了物质结构理论的基础，开创了科学中的新时代，使 19 世纪的化学家们有计划地向未知领域前进。傅立叶的《热的解析理论》以其对热传导问题的精湛处理，突破了牛顿的《自然哲学之数学原理》所规定的理论力学范围，开创了数学物理学的崭新领域。达尔文《物种起源》中的进化论思想不仅在生物学发展到分子水平的今天仍然是科学家们阐释的对象，而且 100 多年来几乎在科学、社会和人文的所有领域都在施展它有形和无形的影响。《基因论》揭示了孟德尔式遗传性状传递机理的物质基础，把生命科学推进到基因水平。爱因斯坦的《狭义与广义相对论浅说》和薛定谔的《关于波动力学的四次演讲》分别阐述了物质世界在高速和微观领域的运动规律，完全改变了自牛顿以来的世界观。魏格纳的《海陆的起源》提出了大陆漂移的猜想，为当代地球科学提供了新的发展基点。维纳的《控制论》揭示了控制系统的反馈过程，普里戈金的《从存在到演化》发现了系统可能从原来无序向新的有序态转化的机制，二者的思想在今天的影响已经远远超越了自然科学领域，影响到经济学、社会学、政治学等领域。

科学元典的永恒魅力令后人特别是后来的思想家为之倾倒。欧几里得的《几何原本》以手抄本形式流传了 1800 余年，又以印刷本用各种文字出了 1000 版以上。阿基米德写了大量的科学著作，达·芬奇把他当作偶像崇拜，热切搜求他的手稿。伽利略以他的继承人自居。莱布尼兹则说，了解他的人对后代杰出人物的成就就不会那么赞赏了。为捍卫《天体运行论》中的学说，布鲁诺被教会处以火刑。伽利略因为其《关于托勒密和哥白尼两大世界体系的对话》一书，遭教会的终身监禁，备受折磨。伽利略说吉尔伯特的《论磁》一书伟大得令人嫉妒。拉普拉斯说，牛顿的《自然哲学之数学原理》揭示了宇宙的最伟大定律，它将永远成为深邃智慧的纪念碑。拉瓦锡在他的《化学基础论》出版后 5 年被法国革命法庭处死，传说拉格朗日悲愤地说，砍掉这颗头颅只要一瞬间，再长出这样的头颅 100 年也不够。《化学哲学新体系》的作者道尔顿应邀访法，当他走进法国科学院会议厅时，院长和全体院士起立致敬，得到拿破仑未曾享有的殊荣。傅立叶在《热的解析理论》中阐述的强有力的数学工具深深影响了整个现代物理学，推动数学分析的发展达一个多世纪，麦克斯韦称赞该书是"一首美妙的诗"。当人们咒骂《物种起源》是"魔鬼的经典""禽兽的哲学"的时候，赫胥黎甘做"达尔文的斗犬"，挺身捍卫进化论，撰写了《进化论与伦理学》和《人类在自然界的位置》，阐发达尔文的学说。经过严复的译述，赫胥黎的著作成为维新领袖、辛亥精英、"五四"斗士改造中国的思想武器。爱因斯坦说法拉第在《电学实验研究》中论证的磁场和电场的思想是自牛顿以来物理学基础所经历的最深刻变化。

在科学元典里，有讲述不完的传奇故事，有颠覆思想的心智波涛，有激动人心的理性思考，有万世不竭的精神甘泉。

<h1 style="text-align:center">二</h1>

按照科学计量学先驱普赖斯等人的研究，现代科学文献在多数时间里呈指数增长趋势。现代科学界，相当多的科学文献发表之后，并没有任何人引用。就是一时被引用过的科学文献，很多没过多久就被新的文献所淹没了。科学注重的是创造出新的实在知识。从这个意义上说，科学是向前看的。但是，我们也可以看到，这么多文献被淹没，也表明划时代的科学文献数量是很少的。大多数科学元典不被现代科学文献所引用，那是因为其中的知识早已成为科学中无须证明的常识了。即使这样，科学经典也会因为其中思想的恒久意义，而像人文领域里的经典一样，具有永恒的阅读价值。于是，科学经典就被一编再编、一印再印。

早期诺贝尔奖得主奥斯特瓦尔德编的物理学和化学经典丛书"精密自然科学经典"从 1889 年开始出版，后来以"奥斯特瓦尔德经典著作"为名一直在编辑出版，有资料说目前已经出版了 250 余卷。祖德霍夫编辑的"医学经典"丛书从 1910 年就开始陆续出版了。也是这一年，蒸馏器俱乐部编辑出版了 20 卷"蒸馏器俱乐部再版本"丛书，丛书中全是化学经典，这个版本甚至被化学家在 20 世纪的科学刊物上发表的论文所引用。一般把 1789 年拉瓦锡的化学革命当作现代化学诞生的标志，把 1914 年爆发的第一次世界大战称为化学家之战。奈特把反映这个时期化学的重大进展的文章编成一卷，把这个时期的其他 9 部总结性化学著作各编为一卷，辑为 10 卷"1789—1914 年的化学发展"丛书，于 1998 年出版。像这样的某一科学领域的经典丛书还有很多很多。

科学领域里的经典，与人文领域里的经典一样，是经得起反复咀嚼的。两个领域里的经典一起，就可以勾勒出人类智识的发展轨迹。正因为如此，在发达国家出版的很多经典丛书中，就包含了这两个领域的重要著作。1924年起，沃尔科特开始主编一套包括人文与科学两个领域的原始文献丛书。这个计划先后得到了美国哲学协会、美国科学促进会、美国科学史学会、美国人类学协会、美国数学协会、美国数学学会以及美国天文学学会的支持。1925年，这套丛书中的《天文学原始文献》和《数学原始文献》出版，这两本书出版后的25年内市场情况一直很好。1950年，沃尔科特把这套丛书中的科学经典部分发展成为"科学史原始文献"丛书出版。其中有《希腊科学原始文献》《中世纪科学原始文献》和《20世纪（1900—1950年）科学原始文献》，文艺复兴至19世纪则按科学学科（天文学、数学、物理学、地质学、动物生物学以及化学诸卷）编辑出版。约翰逊、米利肯和威瑟斯庞三人主编的"大师杰作丛书"中，包括了小尼德勒编的3卷"科学大师杰作"，后者于1947年初版，后来多次重印。

在综合性的经典丛书中，影响最为广泛的当推哈钦斯和艾德勒1943年开始主持编译的"西方世界伟大著作丛书"。这套书耗资200万美元，于1952年完成。丛书根据独创性、文献价值、历史地位和现存意义等标准，选择出74位西方历史文化巨人的443部作品，加上丛书导言和综合索引，辑为54卷，篇幅2500万单词，共32000页。丛书中收入不少科学著作。购买丛书的不仅有"大款"和学者，而且还有屠夫、面包师和烛台匠。迄1965年，丛书已重印30次左右，此后还多次重印，任何国家稍微像样的大学图书馆都将其列入必藏图书之列。这套丛书是20世纪上半叶在美国大学兴起而后扩展到全社会的经典著作研读运动的产物。这个时期，美国一些大学的寓所、校园和酒吧里都能听到学生讨论古典佳作的声音。有的大学要求学生必须深研100多部名著，甚至在教学中不得使用最新的实验设备，而是借助历史上的科学大师所使用的方法和仪器复制品去再现划时代的著名实验。至20世纪40年代末，美国举办古典名著学习班的城市达300个，学员50000余众。

相比之下，国人眼中的经典，往往多指人文而少有科学。一部公元前300年左右古希腊人写就的《几何原本》，从1592年到1605年的13年间先后3次汉译而未果，经17世纪初和19世纪50年代的两次努力才分别译刊出全书来。近几百年来移译的西学典籍中，成系统者甚多，但皆系人文领域。汉译科学著作，多为应景之需，所见典籍寥若晨星。借20世纪70年代末举国欢庆"科学春天"到来之良机，有好尚者发出组译出版"自然科学世界名著丛书"的呼声，但最终结果却是好尚者抱憾而终。20世纪90年代初出版的"科学名著文库"，虽使科学元典的汉译初见系统，但以10卷之小的容量投放于偌大的中国读书界，与具有悠久文化传统的泱泱大国实不相称。

我们不得不问：一个民族只重视人文经典而忽视科学经典，何以自立于当代世界民族之林呢？

三

科学元典是科学进一步发展的灯塔和坐标。它们标识的重大突破，往往导致的是常规科学的快速发展。在常规科学时期，人们发现的多数现象和提出的多数理论，都要用科学元典中的思想来解释。而在常规科学中发现的旧范型中看似不能得到解释的现象，其重要性往往也要通过与科学元典中的思想的比较显示出来。

在常规科学时期，不仅有专注于狭窄领域常规研究的科学家，也有一些从事着常规研究但又关注着科学基础、科学思想以及科学划时代变化的科学家。随着科学发展中发现的新现象，这些科学家的头脑里自然而然地就会浮现历史上相应的划时代成就。他们会对科学元典中的相应思想，重新加以诠释，以期从中得出对新现象的说明，并有可能产生新的理念。百余年来，达尔文在《物种起源》中提出的思想，被不同的人解读出不同的信息。古脊椎动物学、古人类学、进化生物学、遗传学、动物行为学、社会生物学等领域的几乎所有重大发现，都要拿出来与《物种起源》中的思想进行比较和说明。玻尔在揭示氢光谱的结构时，提出的原子结构就类似于哥白尼等人的太阳系模型。现代量子力学揭示的微观物质的波粒二象性，就是对光的波粒二象性的拓展，而爱因斯坦揭示的光的波粒二象性就是在光的波动说和微粒说的基础上，针对光电效应，提出的全新理论。而正是与光的波动说和微粒说二者的困难的比较，我们才可以看出光的波粒二象性学说的意义。可以说，科学元典是时读时新的。

除了具体的科学思想之外，科学元典还以其方法学上的创造性而彪炳史册。这些方法学思想，永远值得后人学习和研究。当代诸多研究人的创造性的前沿领域，如认知心理学、科学哲学、人工智能、认知科学等，都涉及对科学大师的研究方法的研究。一些科学史学家以科学元典为基点，把触角延伸到科学家的信件、实验室记录、所属机构的档案等原始材料中去，揭示出许多新的历史现象。近二十多年兴起的机器发现，首先就是对科学史学家提供的材料，编制程序，在机器中重新做出历史上的伟大发现。借助于人工智能手段，人们已经在机器上重新发现了波义耳定律、开普勒行星运动第三定律，提出了燃素理论。萨伽德甚至用机器研究科学理论的竞争与接受，系统研究了拉瓦锡氧化理论、达尔文进化学说、魏格纳大陆漂移说、哥白尼日心说、牛顿力学、爱因斯坦相对论、量子论以及心理学中的行为主义和认知主义形成的革命过程和接受过程。

除了这些对于科学元典标识的重大科学成就中的创造力的研究之外，人们还曾经大规模地把这些成就的创造过程运用于基础教育之中。美国几十年前兴起的发现法教学，就是在这方面的尝试。近二十多年来，兴起了基础教育改革的全球浪潮，其目标就是提高学生的科学素养，改变片面灌输科学知识的状况。其中的一个重要举措，就是在教学中加强科学探究过程的理解和训练。因为，单就科学本身而言，它不仅外化为工艺、流程、技术及其产物等器物形态，直接表现为概念、定律和理论等知识形态，更深蕴于其特有的思想、观念和方法等精神形态之中。没有人怀疑，我们通过阅读今天的教科书就可以方便地学到科学元典著作中的科学知识，而且由于科学的进步，我们从现代教科书上所学的知识甚至比经典著作中的更完善。但是，教科书所提供的只是结晶状态的凝固知识，而科学本是历史的、创造的、流动的，在这历史、创造和流动过程之中，一些东西蒸发了，另一些东西积淀了，只有科学思想、科学观念和科学方法保持着永恒的活力。

然而，遗憾的是，我们的基础教育课本和科普读物中讲的许多科学史故事不少都是误讹相传的东西。比如，把血液循环的发现归于哈维，指责道尔顿提出二元化合物的元素原子数最简比是当时的错误，讲伽利略在比萨斜塔上做过落体实验，宣称牛顿提出了牛顿定律的诸数学表达式，等等。好像科学史就像网络上传播的八卦那样简单和耸人听闻。为避免这样的误讹，我们不妨读一读科学元典，看看历史上的伟人当时到底是如何思考的。

现在，我们的大学正处在席卷全球的通识教育浪潮之中。就我的理解，通识教育固然要对理工农医专业的学生开设一些人文社会科学的导论性课程，要对人文社会科学专业的学生开设一些理工农医的导论性课程，但是，我们也可以考虑适当跳出专与博、文与理的关系的思考路数，对所有专业的学生开设一些真正通而识之的综合性课程，或者倡导这样的阅读活动、讨论活动、交流活动甚至跨学科的研究活动，发掘文化遗产、分享古典智慧、继承高雅传统，把经典与前沿、传统与现代、创造与继承、现实与永恒等事关全民素质、民族命运和世界使命的问题联合起来进行思索。

我们面对不朽的理性群碑，也就是面对永恒的科学灵魂。在这些灵魂面前，我们不是要顶礼膜拜，而是要认真研习解读，读出历史的价值，读出时代的精神，把握科学的灵魂。我们要不断吸取深蕴其中的科学精神、科学思想和科学方法，并使之成为推动我们前进的伟大精神力量。

任定成

2005 年 8 月 6 日

北京大学承泽园迪吉轩

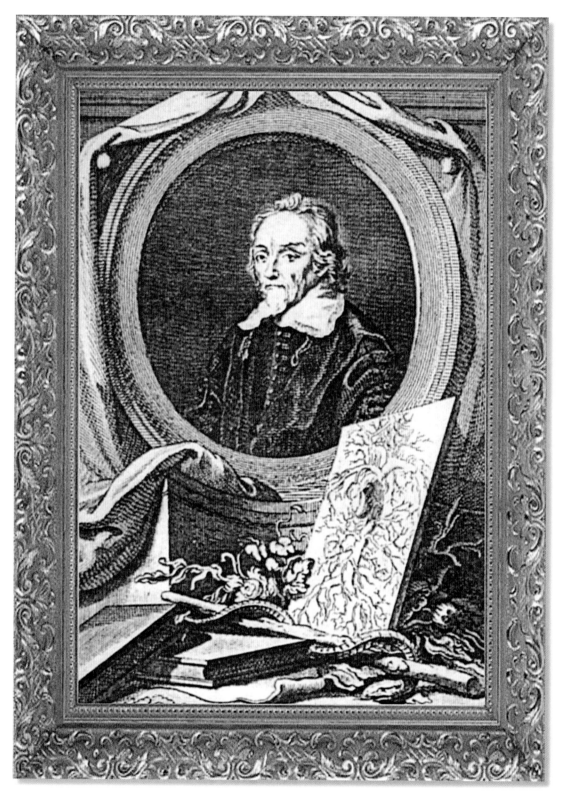

威廉·哈维（William Harvey, 1578—1657）

哈维于1578年4月21日出生于英国的福克斯通，他的父亲先是务农，后来经商并获巨大成功，全家一跃而入上层社会。由于积极参与社会活动和公益事业，他的父亲1586年被选为福克斯通镇的镇长。哈维是家中长子，他的5个弟弟全在伦敦经商且事业有成。

童年时代的哈维天资聪慧，笃志好学，在离家不远的约翰逊小学读书。他对周围的事物充满了好奇心，尤其对小动物感兴趣。

● 如今的福克斯通镇

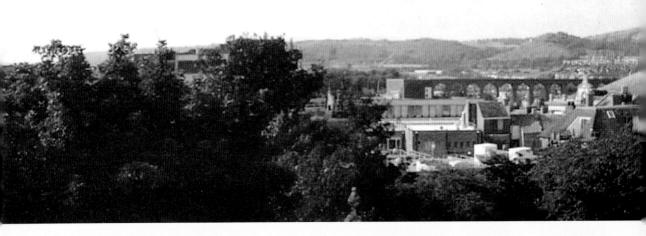

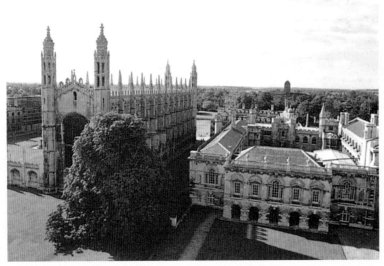

哈维的基础教育是在英国坎特伯雷的一所教会学校金学院完成的，该校位于坎特伯雷教堂附近。

● 位于英国坎特伯雷的金学院旧址（右）和小礼拜堂（左）

1593—1597 年，哈维在剑桥大学冈维尔—凯厄斯学院学习，获学士学位。大学三年级时因学习过分紧张，积劳成疾，他被迫返乡治病。当时的医疗水平相当落后，哈维饱受"放血疗法"的折磨，于是立志在医学方面做一番事业。

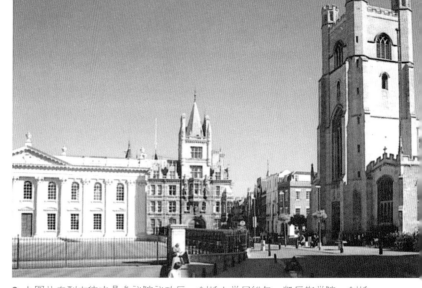

● 上图从左到右依次是参议院议政厅、剑桥大学冈维尔—凯厄斯学院、剑桥大学的一个教堂

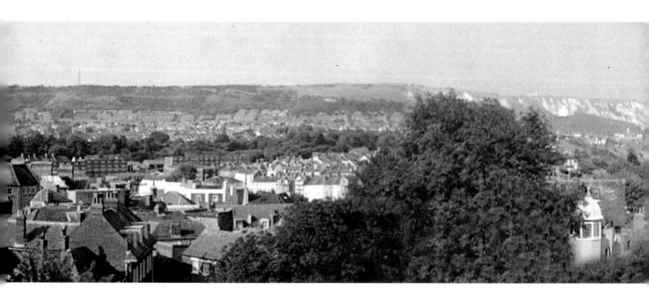

1599 年哈维远赴意大利的帕多瓦大学深造。1602 年 4 月获得医学博士学位。他的博士学位证书至今还保存在伦敦皇家医学会。学位证书上写着："持此证书者，可在任何国家、任何地区行医、任教、组织答辩、管理学校等。"

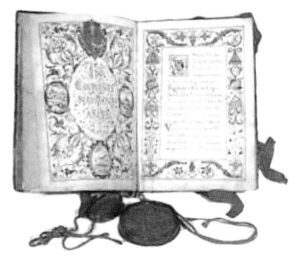

● 哈维在帕多瓦大学获得的医学博士学位证书，此证书以精装书的形式装订而成。

中世纪，根据基督教教义，损害人的形象和躯体就是对上帝的亵渎，另外教会极力宣扬"上帝厌恶流血"，因此当时几乎欧洲的所有高等学府都严禁进行人体解剖，连牛津大学和巴黎大学都不敢违抗。但当时帕多瓦所在的意大利威尼斯共和国不承认教会对大学的种种干预，给大学提供许多方便和自治权。维萨里、哥伦坡、法布里修斯等人，都曾在帕多瓦大学工作过，正是他们的研究开创了近代的解剖学传统。帕多瓦大学因重视人体解剖实验而驰名欧洲。帕多瓦大学吸引了欧洲许多有志青年前来求学，培养了一批敢于冲破宗教束缚、大胆创新的科学家。

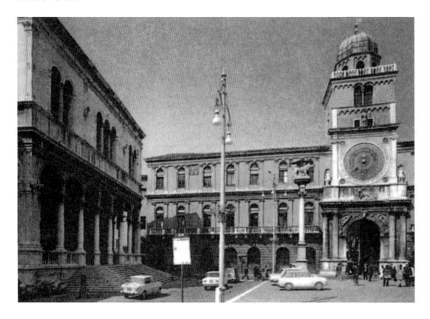

● 帕多瓦大学总部。右侧是钟楼

奠定近代天文学基础的哥白尼曾于1501—1503年在此度过了3年医学求学生涯。实验物理学的奠基人伽利略在1592—1610年曾受聘于帕多瓦大学教数学，这一时期也是他从事科学研究取得丰硕成果的黄金时期。

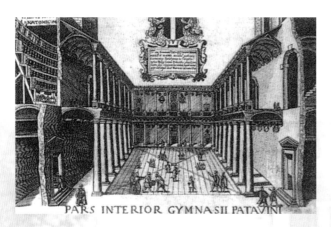

● 哈维读书的帕多瓦大学的庭院。法布里修斯和伽利略都在这里教过书。

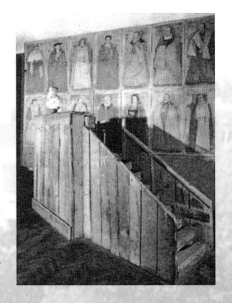

● 伽利略在帕多瓦大学教学时用过的讲台

1604 年，哈维与伊丽莎白·布朗 (Elizabeth Browne) 结婚。他的岳父朗斯洛·布朗 (Lancelol Browne) 是宫廷御医。通过岳父哈维与皇室建立了密切的关系。

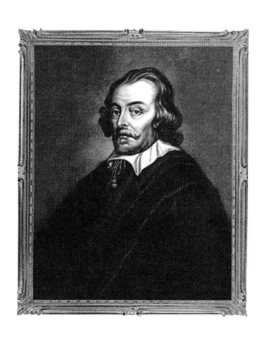

1607 年，哈维被推举为英国伦敦皇家医学院成员。自那以后，他的职业生涯与政治就密切相关。

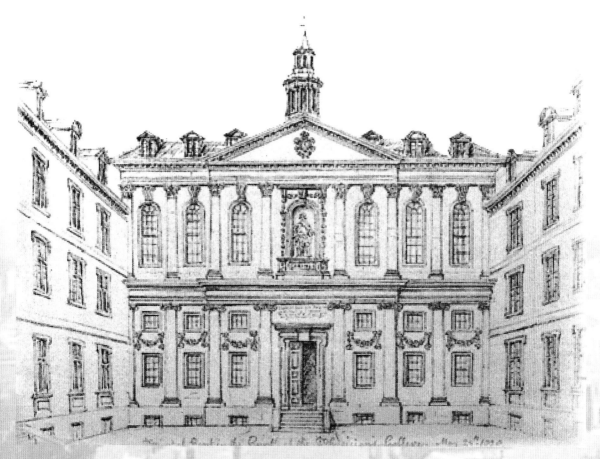

● 皇家医学院正面，1828 年约翰·布克勒（J.Buckler）画的素描图

1615—1643 年哈维被派往圣巴塞洛缪医院工作。圣巴塞络缪医院是伦敦第一家医院，建于 1123 年。

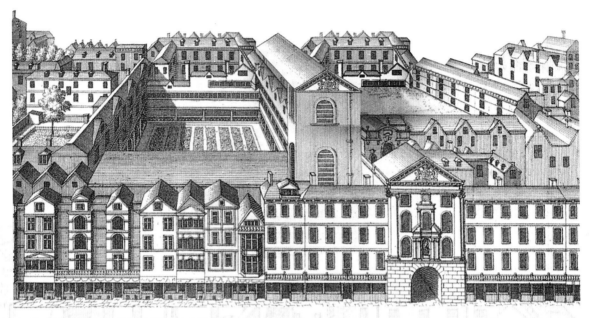

● 1723 年的伦敦圣巴塞洛缪医院

1615—1656年哈维扭任卢姆莱（Lumleian）外科（解剖学）兼职讲师一职，不定期授课。正是从担任外科讲师起，他开始关注血液和心脏的运动问题。

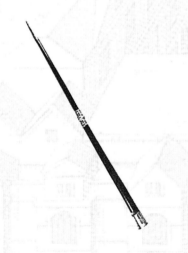

● 这是哈维担任皇家医学院卢姆莱外科讲师时用过的教杆，长43厘米，两头和中间的一小段是银制的。

● 1617 年哈维作为卢姆莱外科讲师时的一页手稿，左上角有其名字的缩写 WH。

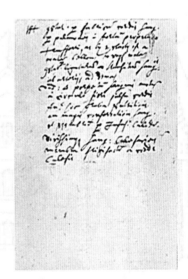

1616年，哈维开始研究心跳、呼吸运动和脑功能问题。哈维用活体动物解剖的方法对垂死动物的缓慢心跳进行比较研究，为他发现理论奠定了基础。

1618年，哈维开始担任詹姆士一世（James I，1566—1625）的御医。1625年开始担任国王查理一世（Charles I，1600—1649）的御医。哈维与国王查理一世关系密切，国王对哈维的工作极有兴趣，甚至将皇家花园中的鹿提供给哈维以作研究之用。

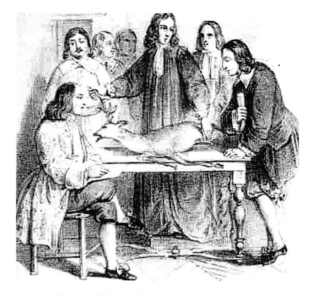

● 哈维（正中间）正在解剖一头活鹿

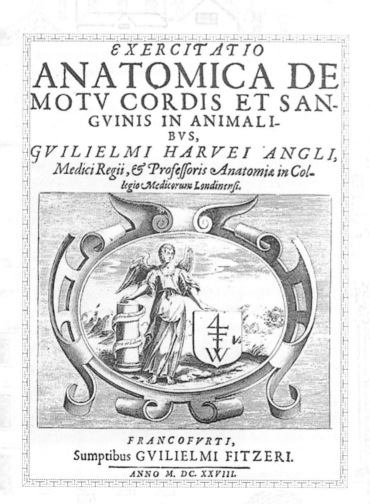

● 1628 年《心血运动论》的封面

1628年哈维出版了《心血运动论》一书，系统地阐述了血液循环理论。全书分为三部分，序言对前人的观点进行了摧毁性的批判，在1—8章根据观察结果提出血液循环的理论，在9—17章为肯定血液循环理论提供证据。

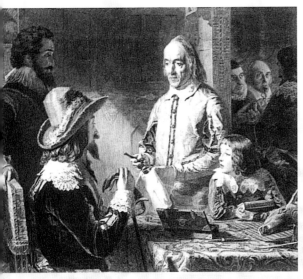

1642年，英国爆发国内战争，哈维始终追随国王，直至国王被俘。1646年11月，议会同意了哈维的请求，允许他到纽卡斯特陪伴被囚的国王。1647年1月，国王被议会处以绞刑。随后哈维回到伦敦，住在他兄弟那儿，并在有限的范围内继续行医。

● 哈维（左三）在和英国国王查理一世（左二）讨论一只被解剖了的麋鹿。图中的男孩是王储，后来继位，成为查理二世，此图约绘制于1640年。

1651年，哈维出版了关于胚胎学的著作《论动物的生殖》，阐述了自己对鸡（卵生动物的代表）和鹿（胎生动物的代表）等动物生殖方面的观察。他较前人更准确地描述了鸡胚胎的发育，解剖了在交配和怀胎的不同时期雌鹿的子宫，取得了前所未有的资料。

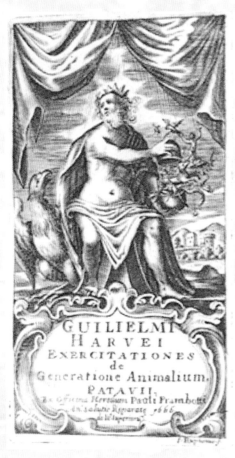

● 1651年出版的《论动物的生殖》的封面

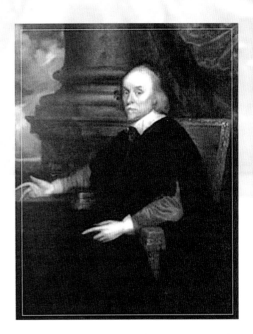

晚年的哈维，深受痛风和肾结石的折磨，1657年死于中风，享年79岁。哈维夫妇终身未育。

目 录

导　读

陈蓉霞

（上海师范大学　教授）

• *Introduction to Chinese Version* •

> 《心血运动论》也像《天体运行论》《关于托勒密和哥白尼两大体系的对话》《自然哲学之数学原理》等著作一样，成为科学革命时期以及整个科学史上极为重要的文献。

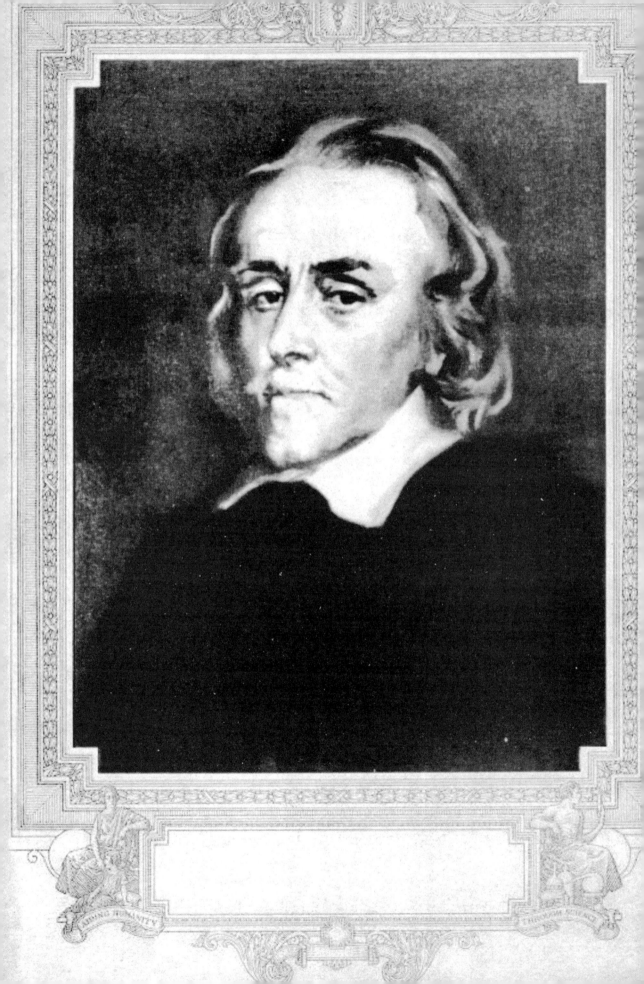

一、生平

　　威廉·哈维(William Harvey,1578－1657)于1578年4月2日出生于英国的福克斯通,他的父亲先是务农,后期经商并获巨大成功,全家一跃而入上层社会。哈维是家中的长子,他的5个弟弟全在伦敦经商且事业有成。在坎特伯雷的私立学校金(King)学院完成基础教育之后,1593年至1597年,哈维在剑桥学习艺术和医学,获学士学位,随后远赴意大利的帕多瓦大学深造。1602年4月,在帕多瓦获得医学博士学位之后,哈维回到英国并在伦敦开业。1604年,他与伊丽莎白·布朗结婚,他的岳丈是伦敦一个著名的医生,也是国王詹姆斯一世的私人医生。婚后他们没有生育。

　　1607年,哈维被推举为皇家医学院成员,自那以后,他的职业生涯就与政治气候密切相关。自1615年至1656年,哈维担任卢姆莱(Lumleian)外科兼职解剖学讲师,不定期授课。正是从那时起,他开始关注血液和心脏的运动问题。由于后来担任宫廷御医占据了较多的时间,哈维为皇家医学院工作所占的比重就相应减少,但他还是做出了各种努力。1651年,哈维为皇家医学院捐资建立了一个图书馆。1659年,他再次出资聘请了一个图书管理人员,并每年在那儿举办一个讲座。

　　除了学术研究生涯之外,哈维还是当时宫廷中的御医,这一职务决定了哈维在政治上只能是一个保守派。1618年,哈维担任詹姆士一世的御医,这个职位一直持续到1625年查理一世继位为止。1631年,他被提升为常任医生,1639年,成为资深常任

◀ 哈维肖像

医生。在那段日子里,他与查理一世的关系越来越密切,甚至在克伦威尔时期,他也不掩饰这种忠诚。国王显然对哈维的工作极有兴趣,他将皇家花园中的鹿提供给哈维用作生殖研究。由于职务之便,哈维常有出国旅行的机会,这使他能与欧洲大陆学术界保持一定的联系。1642 年,英国爆发国内战争,哈维始终追随国王,直至国王被俘。1646 年 11 月,议会同意了哈维的请求,允许他到纽卡斯特(Newcastle)陪伴被囚的国王。1647 年 1 月,国王被议会处以绞刑。随后哈维回到伦敦,住在他兄弟那儿,并在一个有限的范围内继续从医。作为一个昔日的保皇分子,哈维似乎没有受到太多的牵连和迫害。

哈维对于文学、艺术、哲学等有着广泛的兴趣,他的朋友中有声名赫赫的弗兰西斯·培根,还有 17 世纪著名哲学家托马斯·霍布斯等人。尽管他平时与朋友相处说话不留情面,脾气也不是太好,但他仍有极好的人缘。晚年的哈维,深受痛风和肾结石的折磨,他并不反对用过量的鸦片来制止这种痛苦。最后他于 79 岁的高龄死于中风。

二、背景

哈维可谓是生逢其时。1543 年,那时离哈维出生还有 35 年,哥白尼发表了《天体运行论》;同年,维萨里发表了《人体的结构》。一般认为,这两部著作的问世,标志着近代科学的悄然崛起。哥白尼的眼光专注于天上,而维萨里的双手则直接触摸人体。人体也许不及星空那般耀眼神秘,但对研究者来说,它却更为熟悉亲切。当时的艺术家、医生、法官都热衷于人体解剖,艺术家中的佼佼者即为达·芬奇。这位文艺复兴时代的巨匠曾解剖过 30 个不同年龄的男性和女性尸体,其中的 10 人就是用于研究静脉。他还有一个雄心勃勃的计划,就是要完成 120 篇解剖学论文,内容涵盖一个人从生到死、从头到脚。难怪有人说达·芬奇的一只手在画着蒙娜丽莎那迷人的微笑的同时,另一只手却在解剖冷冰冰的尸体。显然,对于艺术家来说,热衷于不登大雅之堂的解剖学,目的就是为了更好地表达人体之美,而这种对人体美的追求又与文艺复兴以后希腊艺术旨趣的复活有关。古希腊人思想健康,精神健全,向来崇尚人体的天然之美,但这种审美情趣在中世纪却遭教会禁欲思想扼制以至长久不见天日。现在,随着希腊之魂的回归,艺术家再度发现人体之美,于是,服务于绘画的解剖学成为新宠,当然,解剖学的用途还不仅仅于此,它本身就是医学领域中的一门基础学科,它有着悠远的过去和古老的传统。

16、17 世纪,欧洲解剖学、乃至科学的重镇是在意大利的帕多瓦大学。有史为证,哥白尼、伽利略都曾长期在这所大学任教。哈维的前辈,也是解剖学的领袖人物,如维萨里、哥伦坡、法布里修斯等,都曾在这里工作过,正是他们的研究开创了近代的解剖学传统。就此看来,帕多瓦不愧是近代科学的摇篮。如今欧洲的大学中更让我们熟悉的也许是剑桥、牛津等名牌学府,而帕多瓦大学为何会在历史上具有如此重要的地位? 这就得说到帕多瓦所在的意大利威尼斯共和国,在当时的欧洲,它是反对教权最为激进、也是最有成效的政府。威尼斯的议院认识到大学在政治上的重要性,给大学提供许多方便和自治权,对不同宗教信仰的学生同等地敞开大门,不承认教会对大学的种种干预。而牛津、剑桥本身就是教会大学。得益于此自由开放的风气,帕多瓦吸引了当时最有才智的人们,可见酷爱自由是人的天性,他们不仅来自于整个意大利半岛,还来自于欧洲各地,哈维就是其中的一员。正是在帕多瓦的求学经历,造就了哈维在生理学上的贡献。

人的生活不仅需要自由,还需要面包。意大利的大学为教授提供的薪水在当时的欧洲也是首屈一指。一组比较数据就能让我们明白这点:当时德国海德堡大学教授的年薪为 50—60 金币,而维萨里在意大利比萨大学的年薪为 800 金币。难怪意大利总能留住最棒的教师。

就解剖学而言,意大利更是一块风水宝地。这是因为在意大利更容易搞到供解剖用的尸体。一般人大多忌讳死后供人解剖,故尸体的最佳来源是死刑犯。而意大利的处决方式使得犯人尸体适合于作解剖之用,有时甚至应研究者的要求,处决方式可变得更适合特定的解剖之需。当别国的解剖学家都抱怨得不到尸体,甚至连个头颅也得不到时,而哥伦坡则说他解剖过不下一千具尸体。

在概略了解这些背景之后,我们再来重点考察当时的医学研究背景。当时的医学领域,主要受两位前辈的思想所主宰,他们分别是古希腊的哲学家亚里士多德和古罗马的名医盖仑。

先说亚里士多德,他的大名是如此耳熟能详,盖因他的研究领域几乎覆盖了方方面面。事实上,在古希腊,各个学科的分界不似今天这样壁垒森严,更何况亚里士多德是以一种哲学家的眼光审视自然,故天文、人文本质上就是相通的。说到对人体的看法,亚里士多德持有一种活力论的观点。其实,早期的人们看到生命现象是如此神秘莫测、扑朔迷离,它显然不同于非生命现象,于是,就假定在生命体中有一种活力在起作用。这是对生命的一种最为直观的解释,它仅凭我们的经验。经验告诉我们,尸体会腐烂,但活的躯体不说能永葆青春,至少它还会生长、维系,尽管最终会走向死亡。这不就来自于活力的驱动吗?但这种解释却难以通过实验来证实,因为怎么都找不到活力,这就是经验与实验的区别,也是常识与科学的区别。亚里士多德的活力论还在于,他相信,活力内在于生命现象的过程之中,而不是外在于生命体的独立实体。这就是说,活力与生命现象不可分,如此说来,难怪找不到活力并不对亚里士多德的看法构成挑战,因为活力本来就不是一种实体。从哲学上来说,这是一种一元论的生命观,它认为生命体兼具物质和活力(灵魂)双重属性,这就不同于笛卡尔的二元论,在二元论那里,生命体由两个分离的部分组成:一个是纯粹的物质;另一个就是活力或灵魂。笛卡尔甚至设想它们的连接是通过大脑中的松果体。若不考虑灵魂或活力，生命体就相当于是死的物质，于是笛卡尔就有了"动物体是机器"这一说法，到后来甚至还有拉美特利的"人是机器"之说。把躯体看作机器，自然有利于研究的便利和深入。想想我们对机器的态度，毫无神秘感，爱咋样摆弄就咋样摆弄。这就是二元论的好处。其实笛卡尔对医学抱有很大的希望，他期待医学的进步能为人类带来福音。

亚里士多德的生命观还有一个重要内容，那就是重视心脏在动物体中的独特地位，将心脏看作灵魂和智慧的中心，而大脑在他看来仅仅起到分泌黏液和冷却血液的作用。其实这一看法依然来自常识和经验。在人类文明的蒙昧时期，观察经验就这样提示我们，心跳与生命不可分离，即便在今天，我们依然认为心脏停止跳动意味着生命的终止，而脑死亡标准则不易被人接受。我们的语言中还留有大量这样的表述法，将情绪与心脏相连系，所谓心情不好，等等。

再来说盖仑（Galen，约 129—200）。盖仑是罗马帝国时期的一位名医，还担任过当时的皇帝马可·奥勒留（Marcus Aurelius，121—180）的御医。作为一名医生，盖仑看重解剖学实践，这就不同于亚里士多德那样的哲学家，后者更多的是坐而论道。盖仑还通过巧妙的解剖实验，纠正了前人的一些错误说法。比如，当时人们认为动脉内只有元气而无血液。对此，盖仑在活的动物体身上暴露一段动脉，分别在两端用线扎住，随后在结扎的中间部位切开动脉，发现流出的是血液而非元气。因血液不可能通过结扎的两端到达中间，故在动脉被切开之前，里面流淌着的必定是血液。盖仑的这一做法前无古人，不过后有来者，那就是近代的解剖学家们。

但是，在心血管系统方面，盖仑的看法却错误百出。首先，盖仑始终没有弄清心脏的结构及作用。他否认心脏是块肌肉，理由也很确凿，因为心肌的确与其他的肌肉不同，它非常坚韧且不知疲倦地搏动，更不可思议的是，实验表明离体的心脏居然还能跳动。这些现象哈维也全都观察过，但两人由此得出的结论却截然不同。盖仑还将心房看作是静脉的扩张而已，没有什么重要作用，故心脏的主体就是两个心室，且血液能够穿过右心室流向左心室。但解剖观察无法看到两个心室之间存在孔道。对此，盖仑依然坚持己见，下面我们就会看到，这是因为他的理论只有这样才能自圆其说。在盖仑看来，心脏的作用就在于产生"内热"。

其次，盖仑将肝脏看作一个重要的造血器官。食物的有用部分变成"乳糜"，从肠经肝门静脉进入肝脏，肝脏将乳糜转变成暗红色的静脉血，从而起到营养全身的作用。他认为心脏的右边是静脉系统的主要分支，血液从心脏的右边出来后进入身体的不同分支。部分血液通过肺动脉进入肺，在这里排出烟气。部分血液则通过心室之间的小孔进入左心室，在这里，静脉血与由肺动脉从外界带来的元气相遇，两者混合，产生了鲜红的动脉血和富有活力的灵气，再通过动脉系统分布到全身。某些动脉血流到大脑，在这里，血液中的灵气通过中空的神经分布到全身。

这就是盖仑对于整个心血管系统的看法。平心而论，其中正确与错误的成分并存。盖仑已经意识到，动脉血和静脉血的区别在于前者混合了由肺中进入的元气，这是一个了不起的发现。然而，盖仑的错误在于他将血液看作一种源源不断在肝脏中产生的东西，它的前身是食物。血液在流经全身的过程中就逐渐被消耗掉了。换言之，血液是不循环的，它源源不断产生，又随时随地消失，正如流进沙漠中的小溪那样。它的功能是为全身提供营养、热和灵气。其中静脉与营养有关、动脉与热有关、神经则与灵气有关。这是一个自洽的体系，尤其是，它将全身的体液分成三种类型，分别与静脉、动脉和神经有关，这恰好吻合了后来独霸一时的基督教教义中的"三位一体"说，即圣父、圣子、圣灵三位一体。难怪盖仑的体系在中世纪被奉为经典，后人不敢越雷池一步。

三、研究的起步

在当时的医学和生理学领域,亚里士多德和盖仑的学说可谓平分秋色。出于可以理解的原因,当时大多数的哲学家都信奉亚里士多德的那一套,而大多数的医生却支持盖仑的体系。按照常理,行医出身的哈维也该像他的大多数老师那样,只认盖仑为正宗。但哈维却更多地站在亚里士多德一边,这就要说到帕多瓦大学的学风。与剑桥、牛津等教会大学不同,帕多瓦大学有着浓郁的世俗背景,按说亚里士多德这套被教会奉为经典的学说在这里不会受到重视,但该大学依然讲授亚氏学说,这是因为帕多瓦大学注重自由探索,故各种思想在这里都有自己平等的一席之地。哈维正是在这里接触了亚里士多德的思想,并为其所折服。首先,他赞同亚里士多德的哲学观,这就是一元论的生命观,灵魂与躯体不可分,灵魂不是一种外部强加的东西,而是内在于生命过程之中。我们知道,由于生命现象的神秘莫测,故传统医学,无论中外,都以所谓的"热"、"元气"或"灵气"来描述生命现象,哈维却从亚里士多德的哲学思想中得到启发,认为这类东西不可能独立存在,它就表现为存在于躯体中的某种实体,这种实体是什么呢?那就是血液自身。换言之,血液与灵魂是同一的。哈维于1616年写他的解剖学笔记时就已拥有这一重要思想,他后来甚至认为这比他发现血液循环更为重要。讲到这里,我们有必要指出,其实在亚氏那里,"活力"或"灵魂"就内在于生命过程之中,倒不是指某个特定的实体,而哈维却将"活力"或"灵魂"理解为就是一种特定的实体,因为实体才能成为具体的研究对象。在科学界,必须面对一个特定的实体,还要有实验方法的参预;而哲学,面对的可以是整体现象,且借助于思辨和经验就可切入。此外,中西医的分歧由此也见端倪。中医从未把"阴阳"和"气血"等重要的概念作为实体来看待,它们倒是类似于亚里士多德心目中的"活力"含义。而西医却以严格的解剖学、生理学为基础,对现象的描述必须对应于特定的实体或过程。

顺便提及,"灵魂就是血液"这一思想也被另外一个人同样表述过,这就是西班牙的医生、宗教改革家塞尔维特。他相信,血液流到肺里,是为了"通风"和排出废物。于是,他发现了一个重要的血液循环途径,这就是"肺循环"也被称作"小循环"。其实这一思想早在 13 世纪就被波斯医生安纳菲斯提出过,但当时并未引起人们的重视而被淹没了 700 多年,直到 1925 年他的论文复制本才在德国国家博物馆被发现。而塞尔维特却已因为"最先发现"这一理论而被载入编年史。小循环是指血液在肺脏与心脏之间的循环。塞尔维特把这一发现作为一个注解写在他的一本宗教学著作中,那本书叫《基督教的复兴》。历史与塞尔维特开了这样一个玩笑,他所宣扬的教义至今未成为主流,而他作为注解写入书中的内容倒成为一个不朽的成就,若地下有知,真不知塞尔维特是为此感到庆幸还是不平。因为主张"灵魂就是血液",他为这一信仰死了两次。一次是他的模拟像被天主教会所烧毁;另一次是他的凡身肉体死于新教徒的火刑柱上。这是因为假若承认灵魂就是血液,而人死之后血液将不存在,那么,不死的灵魂该寄存于何处? 看来这是一个有可能导向无神论的危险学说,它理所当然会受到新教和旧教的共同憎恨和压制。

由于如此重视血液的作用,动物的心血管系统自然首先吸引了哈维的注意。正如亚里士多德一样,他也关注胚胎学并从中获得论据,事实上,哈维的另一重身份就是胚胎学家。在哈维看来,胚胎分化最早的雏形就是血液,此时特定的器官尚未分化,而血液已经担负起基本的生命职责了。比如,用一枚针去刺激一只小鸡胚胎的早期原生质,它就会颤动,表明在神经系统分化之前,它必定已有感觉形式。然而,血液需要更为特化的结构来更好地完成它的功能并使它自身得以生长和保存,因此,它根据某种天生的样本来发育产生身体的其余部分。躯体所有其他部分最初都是从血液中获得生命,此后,血液继续为它们提供热和活力,或者说,血液本身就是活力。

哈维从亚里士多德那儿得到的另外一个重要启示就是对心脏地位的重视。亚里士多德将心脏看作生命之源,就心脏对生命过程的维系、尤其是心脏在心血管系统中的地位而言,这完全正确,亚里士多德的错误在于忽视了大脑的作用。然而,当面对心血管系统时,心脏无论如何都是头等重要的关注对象,而盖仑在此却犯了错误,因为他对心脏的功能过于轻视。哈维的工作则从对心脏和动脉的研究入手,这是亚里士多德对哈维的有益启发。

在 16 世纪标准的生理学中,肝、静脉及心脏的右心室被看作一个与营养有关的系统;而肺、左心室和动脉则形成了一个单独的元气系统,其中充满了元气和热以供应全身。左心室和动脉还被看作通过主动的舒张和收缩来充入天然的热,于是,左心室就通过肺静脉来呼吸,而动脉的呼吸则通过皮肤的毛孔。不过在 16 世纪的后期和 17 世纪的早期,已有少数的解剖学家对此看法提出了异议,他们重视心脏和动脉在血液系统中的基本地位,并认为驱使血液流向动脉是心脏最重要的功能之一。这一改变与肺循环的发现并逐渐被接受有很大关系。从左心室的结构显而易见,它的基本功能应是从肺部接受血液,并将它注入主动脉,正如右心室将血液从腔静脉注入肺部一样。这一新的看法对旧观念是一种冲击,在旧观念看来,心脏和动脉的运动是为了产生和注入热。

毫无疑问,哈维是站在新观念的立场上,但对于心脏和动脉的运动他又有自己的切入点。他的关注针对一个由来已久的具体问题:动脉和心脏是同步扩张和收缩,还是动脉受到由心脏排入的物质的挤压而被动地扩张?尽管在古代已有对活体心脏的研究,但由于技术上的原因,对于一个正在快速跳动的心脏的观察难以得到清晰确切的结论。因此,当时占主导地位的观点认为，动脉会主动地搏动，亦即它的运动与心脏是同步的。也许这是因为人们难以想象，如果扩张的力量仅来自于心脏排出物的挤压这一纯机械原因的话，所有的动脉会同时扩张。

在此问题上，哈维的研究思路曾得益于解剖学家哥伦坡于1559年所发表的文章。哥伦坡从观察中得知，心脏的收缩伴随着动脉的扩张，反之也是。这就是说，心脏和动脉的收缩或扩张不是同步的。此外，哥伦坡还认为，心脏的运动可分为两个阶段：在放松的阶段，心脏接收血液；在一个更富有活力的阶段，它排出接收到的血液。这一见解正与当时流行的观点相反，后者认为，心脏的这两种运动都是主动的，要说活力的话，舒张比收缩更富有活力。

但哥伦坡的描述包含了一个术语学上的混乱，因为他将心脏运动中更为主动的阶段称之为"收缩"（contraction）；另一个更为被动的阶段也称之为"收缩"（systole）。这两个词尽管表述不一样，但意思却是一样的。哈维被"systole"这一词的不恰当用法所迷惑，正是对此的区分使哈维抓住了问题的关键。通过详尽的解剖观察，哈维首先建立这一概念，即心脏搏动由一个主动的运动而引起，他给予了一个中性的名词：勃起（erection），在这个阶段，心尖似乎被举起，紧跟着就是一个完全被动的舒张阶段（放松）。在勃起阶段，心脏撞击胸腔，同时它迅速从柔软变为坚硬，这时还可观察到动脉的搏动（即脉搏）。勃起由心耳的明显收缩开始，此时它们因排出血液而变得更白。确实，心脏的跳动始于心耳继而波及到整个心室。

从哈维对于心脏搏动、收缩的详尽描述中，我们可以体会到，哈维对此的解剖工作是做得多么出色。要知道，心脏不同于其他器官，一旦生命体死亡，心脏就不再跳动，也就难以对此进行准确地描述，难怪前人在此失误多多。哈维的高超在于，他善于选取特定的对象，比如濒死动物，其心脏的跳动有所减缓；还有就是某些动物，如蛇和青蛙等，其心脏生命力更为顽强，往往在离体的情况下还能跳动一段时间。哈维对于实验方法在生理学中的广泛应用功不可没。

在确定了事件的顺序之后,哈维又表明,勃起,严格意义上的心脏运动,反映了心室的收缩。一系列的实验支持这一结论。如果刺破一个正在跳动的心脏,在勃起阶段,血液就会强有力地被排出,心脏在此时变得更白;解剖一个正在跳动的心脏表明,它的壁在勃起时更厚,那意味着它的腔室必定变得更小。哈维还坚信,心脏的整个结构,它的组成纤维、瓣膜等都支持这一结论,即心脏的基本功能是主动收缩并排出物质而不是扩张和吸引物质。这样,心脏就是一个动力源。

依此思路,一种合理的推论就是动脉的扩张伴随着心脏的收缩,因为如果它们的收缩和扩张是同步进行的话,就不可能会有物质的传送。哈维认为脉搏就是被心脏排出的血液冲击动脉的结果。当动脉被割断时,血液就会在心脏的收缩期更为有力地排出,对此现象还有一个旁证。据说,还是在求学时代,哈维曾目睹一起同学间的打架事件,一同学的手臂动脉被人用匕首刺穿,只见动脉中的血液是一阵阵地涌出,而不是像水流那样均匀地淌出,这一情景给哈维留下了深刻的印象。也许直到研究心血管问题,哈维对此才找到正确的答案,那就是动脉中血液的流动与心脏的节律性搏动有关。此外,肺动脉而不是肺静脉的搏动同样支持这一观点,即搏动是被血液的撞击所引起。正如动物比较解剖学所提示的,一个动物的脉搏越是有力,它的动脉就越厚。考虑到当时人们普遍的看法,一个纯机械的冲动不可能迅速传递到所有的动脉,哈维还再三将动脉的扩张比做手套的张开:手套中充满了空气,五个指套便同时张开,其紧张程度犹如动脉。

哈维对于心脏运动新观点的一个推论就是,伴随着每次心脏的跳动,从腔静脉到主动脉的血液数量必定是相当可观的。因为心脏不会主动地扩张,必定有相当流量的血液进入心室才可说明心脏的每次舒张;相似地,动脉的被动扩张也需要心脏在每次收缩期排出足够量的血液。而且哈维还相信心脏瓣膜的作用就是阻止血液的倒流,故血液的流向具有一定的方向。不过当时的哈维还未看出这一推论所含有的深远意义。在1616年的讲座笔记中,他依然未能与盖仑的思想完全决裂,似乎仍然接受某些血液会有从腔静脉到外周静脉的流动。不过,他更重视血液从心脏和肺向动脉的流动这一部分。确实,他已做出这一断言:"全部血液通过这一途径到达身体。"于是,动脉替代静脉作为基本的血液分配管道,腔静脉更多地涉及使血液从肝流向心脏而不是从肝流向外周静脉。

在解剖学笔记中,哈维已有两个重要的观点浮现出来。首先,心脏,而不是肝脏,才占据主导地位;其次,不像心脏,动脉并不主动搏动,因为动脉中有许多瓣膜是逆着心脏的,这就阻止了由心脏收缩所引起的冲击。后者极为重要,因为它表明哈维也许已经意识到,静脉瓣膜的重要导向作用也正是阻止血液的离心运动,使血液只能做向心运动。将这一思想贯彻到底,盖仑关于静脉系统的看法就无法成立了,同时循环思想也就呼之欲出了。

在此,我们先提醒读者注意,血液循环学说由两大部分内容组成:一是血液在体内作循环运动,故血液的流动是有方向的,瓣膜的存在即在于阻止血液的倒流;二是循环的动力由心脏的搏动,即收缩来提供。哈维首先正是因后者,即对心脏功能的关注,浮现出循环观念的。

四、内容大意

通过自己的解剖学实践,哈维批驳了盖仑的许多错误说法,尤其是这一提法,即脉搏和呼吸的目的都是为了吸入元气,以保证血液的通风散热。经验告诉我们,当我们的脉搏快速有力地跳动时,呼吸却可以保持平静;发烧时的脉搏也要快于平时,但这时的呼吸反而更慢。足可见呼吸(即肺脏的运动)与脉搏(与

心脏的运动有关)不是一回事。解剖学也告诉我们，肺脏的结构
与心脏的结构迥然相异。哈维力图予以证明的是，心脏排出、动
脉接受的是物质(即血液)而不是空气(或所谓的元气)，并且动
脉和静脉里流淌着的是同一种物质，即血液。

哈维强调自己是通过活体解剖和实际观察来研究心脏运动
及其与脉搏的关系的，这一点尤为重要。它表明，尽管哈维在研
究的切入点上曾深受亚里士多德思想的引导，但他依然继承了
盖仑派的做法，这就是对解剖学实践的重视，而不是像传统的哲
学家那样只会坐而论道。哈维的出色正体现于此：从亚氏的思
想中获得研究的思路和灵感；又从盖仑的体系中获得具体的研
究方法。这样，哈维就成了一个有头脑的外科医师。正是根据
对各种动物的活体解剖，哈维描述了心脏的运动过程及其与脉
搏的关系；强调心脏的功能是通过心室将血液从静脉运送到动
脉，再通过动脉将血液分配到全身，在这一过程中，他还将心脏
的功能与水泵作类比。同时，他还讨论了已被前人发现的肺循
环，强调肺动脉的存在是为了使血液能够通过肺而不是为了营
养肺本身。

在此值得强调的是，哈维将心脏比做水泵，这样的类比可谓
意味深长。水泵是人工制造的机械，没有什么神秘之处，它的结
构和功能尽可在掌握之中。这样的类比就在医学和生理学中开
辟了一种新的研究思路，即机械论的传统。后来的生理学循此
思路深入，将生命体比做热机，比做化工厂，甚至比做耗散结构。
这种类比在方法论上极有用处，因为生命体就好比是一个黑箱，
它不是人工制品，对其结构的深入必须找到一条引导路径，而类
似的人工制品就是这样的路径。同时它还暗示，生命体本身并
无神秘之处，它就像机器一样可以掌控。在此意义上，机械论帮
助生理学在黑暗中跨出了巨大的一步。

在此基础上，哈维正式推出循环观念。显而易见，他想象静
脉血作向心运动，应是他的结论的必要前提，而不是直接研究静
脉的结果。他意识到，在一个相对较短的时段中，心脏从静脉转

移到动脉的血量是如此之大，而速度又是如此之快，以至静脉似乎很快就会排空，而动脉则会因接受过多的血而胀破。只有假设一种循环运行的存在，这一荒谬才可避免。尽管在 1616 年，哈维已经假定心脏在每次搏动时会转移相当数量的血液，不过他还没意识到这种大量转移后的累积效果。他的一个同代人也曾关注过这一问题。1623 年，Emilio Parigiano 在已发表的一本书中指出，在心脏的每一次舒张期，必定存在着从主动脉到左心室的心脏回路。不知哈维是否读过该书并从中受到启发。但 Parigiano 本人倒并不特别重视他提出的这一论点，因为他相信血液的回流还有其他的途径。但是对于哈维来说，这却具有新的意义，这使他得以理解心跳的功能和主动脉瓣膜的意义所在。此外，在循环观念尚未出现时，他最初试图以静脉血液的回流来解决大量血液迅速通过心脏的问题，但是一旦透过循环观来看问题，一切现象顿时都变得顺理成章。

这就是说，哈维最初进入这一研究领域时，他绝没有想到自己会提出一个如此革命的观念。当诸多事实摆在面前，循环观念水到渠成时，他才意识到，自己已做出了一个重大发现。不清楚是受他的哲学观影响，还是事后他欲寻求一种理论支持，他将血液循环比作亚里士多德所说的大气循环，而心脏是生命之源，是小宇宙（身体）中的太阳，太阳也可以称为世界的心脏。这种对太阳的崇拜，应该说与古希腊哲学及哥白尼提出的日心说不无关系。当时哈维因为找到这样的类比而对自己的学说更有信心了。这就提示我们，当时的科学其实还未能完全与哲学脱钩，所以它必须依附于某种哲学体系才更有说服力。

循环观念一旦浮出水面，哈维在《心血运动论》的后面一半，则着重讨论血液循环运动的证据。首先，哈维依旧强调通过血液的流量之大，并以定性的方法计算这一点，从而表明肝脏不可能在如此之短的时间制造出如此多的血液。假设左心室只能容纳 2 盎司的血液，脉搏每分钟跳动 72 次，那么，左心室在 1 小时内就可使约 540 磅血液进入主动脉。如此多的血液量怎么可能在体内源源不断地产生又源源不断地耗尽？结论很清楚，只有假设血液在体内做循环运动，这些麻烦才能消除。

值得补充的是，哈维在提出血液循环的证据时，用了定量的计算方法。与如今的高等数学相比，这样的计算似乎过于简单。但当时的哈维却是创风气之先，即通过定量的方法来面对生命现象。要知道，首次将数学方法用于物理学研究领域的是伽利略，从此，物理学开始大踏步地前进。差不多同时，哈维在生物学中也走出了同样的一步。

生活中的常识告诉我们，有经验的屠夫会干净利索地割断动物的颈动脉，不多时，动物体内的血液就会流尽。脉搏的跳动越是有力频繁，身体中失血的速度就会越快，因此，昏迷和惊悸状态时脉搏的迟缓无力，就是身体的一种保护措施，因为它使出血量大大降低。此外，如果一条活蛇的腔静脉被结扎，跳动着的心脏中的血液很快就会排空，而如果主动脉被结扎，心脏中不久就会充满血液。

哈维还试图通过结扎实验来证明，动脉与静脉在外周处肯定有一个连接通道。如果一条手臂被紧紧结扎以至动脉脉搏被阻断，那么，结扎下方的动脉不久就会变得苍白无血，而结扎上方的动脉则会充溢着血液。但是，如果结扎不是做得太紧，以至影响的仅是静脉中的血液而不影响脉搏（因静脉分布于体表处，肉眼可见的青筋即是静脉），那么，在结扎旁侧的上方动脉会充盈血液，而同时仅仅是在结扎下方的静脉才充盈着血液，这就表明手臂中的血液必定是从外周的动脉而不是中心静脉流入的。如果此时打开充盈着血液的血管，经过一个半小时，体内大多数血液就会流失。这也提供了一条线索，表明血液是从心脏流入动脉，再从动脉流回静脉。静脉的向心回流是循环的必要条件。

既然如此，静脉瓣膜的功能也就昭然若揭。要知道，正是哈维的老师法布里修斯最早发现了静脉瓣膜的存在（1574），但他却无法看透其功能。这是因为法布里修斯忠实于盖仑的体系，他不可能有血液循环的观念，也就不可能洞察静脉瓣膜的存在与循环的方向有关这一事实。他对此的解释是,瓣膜的存在纯粹起制止和延缓血液流动的作用,以避免血液因受自身重量影响而太多地流入手足并在那里过量聚集。读到这里,我们也许会对法布里修斯的迂腐感到深深的遗憾,他就好比是下了个蛋却让别人去孵化。但从法布里修斯的迂腐中,我们恰恰可见新思想的出现有多么不易。它更多地取决于突破旧体系的勇气及睿智,而非单纯地捕捉到某个事实。瓣膜存在的意义就在于阻止血液的逆流,但仅在有了血液循环的观念之后,这一意义才会呈现出来。

循环的功能何在? 在提出血液循环之后,哈维不得不面对这一棘手的问题,当然,他也给出了自己的说明。哈维认为,当血液到达身体的外周部分时,它会因为失去热量和元气而变得黏稠和凝结,如同死亡状态时一样,这时它需要重新回到心脏去获得热量和元气。换言之,心脏是生命的源头所在。这一观点秉承了亚里士多德的生命观。哈维甚至认为,忧郁、恋爱、妒忌、焦虑及其他类似的情感都会使人憔悴衰弱,原因就在于心境影响了心脏,而心脏乃是生命之源。

此外,哈维还通过更多的事实来验证循环学说。比如他举例道,在梅毒、被蛇咬、狂犬病等症状中,有时梅毒能使肩和头感到疼痛,而生殖器却安然无恙;即使被狂犬咬过的伤口愈合了,但是发烧及其他严重的症状依旧存在。显然这正是因为某一部位受到感染后,病原由回流的血液带到心脏,通过循环而感染了全身。

最后,哈维还从比较解剖学及心脏的结构着手,再次论证心脏在循环中所起的作用。动物的体形越大,体温越高,其心脏也更完善和更强有力。此外,越是接近心脏的动脉,其结构与静脉结构的差别就越大。接近心脏的动脉更强韧,而在身体的端点,如四肢等处,两种血管则很相似,用肉眼几乎无法区分。理由就在于:血管离心脏越远,受到因心脏跳动而产生的冲击力就越小,而动脉与静脉的结构差异正是由此而起的。

公允地说,哈维也有误入歧途的时候,他将心脏看作血液循环的动力,这无疑是正确的,但同时他又将心脏看作生命的源泉所在,将血液流回心脏看作它重新获得活力的方式,这显然是错误的。而且这也与他前期的观点不相吻合。哈维的不少前辈曾将心脏看作热量的提供者,而血液就是热量的载体。但哈维早期曾经认为血液本身就是热量和元气,是生命的源泉所在,心脏确实是重要的器官,但它只有分配血液的作用。然而,当哈维发现循环之后,他不得不面对这一问题:为什么血液会持续地回到它的起点?一个明显的答案似乎就是它迅速地在外周散失了热量,因此要回到起点。出于许多理由,他不认为血液流经肺是它获得活力的重要渠道。在这点上,盖仑的见解倒是正确的。因此,哈维只得回到这一观点,即心脏是体内热量的实际来源,而血液仅仅是其载体。不过没过多久,在 16 世纪 30 年代的中期,他似乎又更为确信血液的首要地位。当有人批评哈维关于血液通过心脏得以重新加热的观点时,哈维回应道,他并不打算坚持这一观点。在以后的日子里,他坚持认为,他本人不能证明循环的功能但这不是拒绝其存在的一个有效理由。

五、评述

恩格斯曾如此评价哈维的血液循环学说,认为这是生理学成为科学的标志。这一评价极其到位。在哈维之前,解剖学及生理学笼罩在迷雾之中,迷雾主要来自前人,比如盖仑的错误见解。盖仑作为罗马时代的名医,他的解剖学实践在生理学史中自然占有一席之地,但与此同时,他对心血管系统的错误看法却深深地贻误了后人对此领域的探索,有多少优秀的解剖学家陷于其中难以自拔。

法布里修斯的失误我们在前面已经提及,他最早发现了静脉瓣膜,但对其功能却毫无感觉。还有就是维萨里,他于 1543

年写成的《人体的构造》一书在解剖学史上绝对算得上是一块里程碑,书中的插图及其内容被后人多次复制、引用。这是继盖仑之后对解剖学的最为详尽的工作。不同于盖仑的是,维萨里的解剖对象是人体而非猴子,故他修正了盖仑的不少错误。但维萨里究其根本只是一个优秀的解剖学家而已,因为他对盖仑的整个体系基本上是全盘接受的。就以心脏为例,如前所述,盖仑认为在两个心室之间有孔道的存在,以便血液能从其中通过。然而,维萨里的观察却无论如何都看不到这一孔道的存在,对此,是相信自己的眼睛还是盖仑的权威? 他是这样写的:

"中隔由心脏中最密集的物质组成,它的两侧充满小凹陷。就人们的感觉所及,所有这些凹陷都未从右心室贯通到左心室。我们对造物主的技艺感到惊异,他使血液通过看不见的微孔从右心室流到了左心室。"①

这话居然出自于一位优秀的解剖学家之口,在令人诧异的同时,我们不得不思考其中更深刻的原因。尽管后来维萨里对此有所怀疑,他是这样说的:

"不久前,我甚至不敢偏离盖仑一丝一毫。但在我看来,心脏中隔就像心脏其他部分一样厚、一样密集、一样坚实。因此,我不明白,哪怕最小的微粒是如何通过中隔从右心室转入左心室的。"②

维萨里为何不敢轻易相信自己的眼睛? 心脏的中隔没有肉眼可见的孔道,难道不是明摆着的事实? 这里就得说到关于"事实"的定义。在日常用语中,我们认定事实具有客观中性的特点,似乎从任一角度看,它都明摆着是一件事实。然而,对"事实"作进一步的考察,则可发现,事实至少具有这样的特点:它的存在必定是为某一论证服务的。③ 爱读侦探小说的读者更能体

---

① 艾伦·G.狄博斯著,文艺复兴时期的人与自然,周雁翎译,复旦大学出版社,2000 年 2 月,第 73 页。
② 同上,第 76 页。
③ 陈嘉映,"事物,事实,论证",泠风集,东方出版社,2001 年 11 月。

会这层意思。在破案现场,细节往往多如乱麻,这时,一个优秀的侦探却能从中分辨什么才是与破案有关的"事实",从而摒弃那些无用甚至是伪装过的细节。就此而言,空泛地谈论细节或事实是无济于事的,只有当这些细节纳入到破案情节中时,它们才称得上是宝贵的"证据"。科学中的事实同样如此。仅当"主题先行"时,事实才能作为证人站出来为理论作必要的辩护,否则,事实只能被研究者视而不见甚至有意曲解。再举一例,哈维曾以结扎实验表明,血液在静脉中是向着心脏流动的。这样的结扎实验前人也曾做过,但由于受到盖仑体系的束缚,这些解剖学家得出的结论却是,血液流动是不规则的,就像一只受惊的母鸡一样拍打着翅膀慌不择路地乱闯。同样的现象,由哈维看来,却在诉说另一番故事。由此我们就能理解法布里修斯和维萨里的失误了。这乃是因为他们所发现的事实(静脉瓣膜和心脏中隔无孔道)非但不能为当时的理论所用,而且还与已被接受的理论相抵触。于是,在盖仑的体系中,这样的现象无法称其为"事实"。然而,一旦血液循环的观念被确立,这些事实立刻身价倍增,因为它们顿时成为循环得以成立的必要前提,这才是明摆着的"事实"。可见事实必定是为论证服务的。

其实,在哈维的体系中,有一个关键性的事实曾是缺席的,那就是循环必定要有一个封闭的回路,而静脉与动脉的连接,现在我们知道是毛细血管,但它无法用肉眼观察到,在这样的情况下,我们不得不同情盖仑派的解剖学家了,他们难道可以无视"事实",硬说循环可以通过看不见的孔道进行?不过,智者的明智也就表现为他能不拘泥于"事实",在有那么多压倒性的事实表明循环观念势在必行时,某些个别事实甚至能先假定它的存在,一个好的科学理论就有这样的预见性,或者说先见之明,哈维正是这样做的。

但是且慢,若说哈维也曾构造了一个关键性的事实,即毛细血管,其实当时它并未被发现;那么,盖仑当初构造了一个事实,心室中隔的孔道,这又有什么不对? 确实,仅就理论的生成来说,它必然会依赖某些已知事实,同时又构造若干尚未找到的事实。就此而言,盖仑和哈维一样,都在建构理论。今天我们之所以认同哈维,拒绝盖仑,那是因为哈维的理论涵盖了更多的事实,当然,至关重要的是,1661 年,意大利科学家马尔比基利用显微镜证明了毛细血管的存在,至此,哈维所设想的事实终于出场。剧终幕落,一切都在预料之中。

循环的观念一旦确立,生理学的视野即刻豁然开朗。鉴于心血管系统在动物躯体中的重要地位,人们开始恰当地理解呼吸本身,甚或恰当地理解消化和其他功能。已知血液在动脉与静脉之间来回穿行,人们自然开始提问,"它运载什么,为何、如何以及在何处装载它,它又如何、在何处以及为何又放弃它们。"更重要的是,哈维在提出血液循环理论时首创的方法、思路,如定量、实验的方法,机械论的类比思路,就此成为生理学研究的基础。

最后顺便提及,在中国两千多年前的医书《内经》中就有"心主身之血脉","经脉流行不止,环周不休"这一说法。粗看之下,这似乎已在表达关于血液循环的思想,也曾有人引用《内经》中的这种表述,证明中国早在哈维之前就已有了血液循环思想。但是,读完哈维的《心血运动论》,我们就会明白,就对于血液循环这一事实的完整描述而言,这种描述还只是处于初级的感性认识阶段。自从生理学成为西方医学的支柱以后,西医与中医就走上了两条截然不同的道路,前者是一条实证的道路,用的是实验的方法,结论对所有的个体都适用,这条道路与整个近代科学的走向是吻合的。就此而言,生理学是近代科学的分支学科,哈维则是 17 世纪一名重要的科学家。

[1] 艾伦·G.狄博斯:文艺复兴时期的人与自然.周雁翎译.上海:复旦大学出版社,2000 年 2 月.第 73 页。

[2] 陈嘉映."事物,事实,论证",泠风集.北京:东方出版社,2001 年 11 月。

献　词

• *Dedication* •

EXERCITATIO

ANATOMICA D

MOTV CORDIS ET SA

GUINIS IN ANIMALI-
BVS,

GVILIELMI HARVEI ANG.

*Medici Regii, & Professoris Anatomiæ in Col-
legio Medicorum Londinensi.*

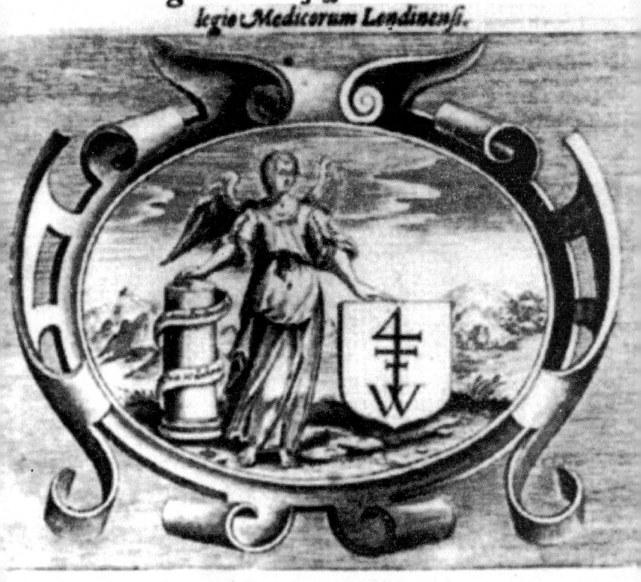

FRANCOFVRTI,
Sumptibus GVILIELMI FITZERI.

ANNO M. DC. XXVIII.

献　给

最杰出最无畏的君主

大不列颠、法兰西和爱尔兰的国王

信仰的捍卫者

查理

最杰出的君主！

　　动物的心脏是动物生命的基础，是动物体内的国王，是动物体内小宇宙中的太阳，体内的其他部分都依赖心脏而生长，所有的力量都来自心脏。同样，国王是其王国的基础，是其周围世界的太阳，是共和国的心脏，是一切力量和一切恩典涌畅的源泉。我之所以按照现代的传统将我就心脏运动所写下的东西冒昧地献给陛下您，是因为人类按照人类的榜样从事一切事情，而国王

◀《心血运动论》第一版封面，书名直译为《关于动物心脏与血液运动的解剖研究》

所做的一切事情都是依照心脏的式样。因此，作为领悟一种其功能的神圣例子，君主的心脏知识对于君主来说，也并非无用，而且人们用小事和大事相比依然是经常的事情。这里，至高无上的君主，正如您无论如何都应位于人类之巅，这样您会立刻注视到人体中的主要运动者、您的最高权力的象征。因此，我恭请您，杰出的君王，按照您平常那样的仁慈，接受我的这篇关于心脏的新论文；您是这个时代的新的光芒，而且确实就是这个时代的心脏，我们欣悦君王的德高望重宽大为怀给英格兰带来的欢乐以及给我们生活带来的所有喜悦。

陛下您最忠诚的仆人

威廉·哈维

1628 年于伦敦

献　给

诚挚的朋友，皇家医学院德高望重的院长

阿尔勒医生

以及其他博学的医生和最高尚的同人们

　　诸位博学的朋友，我在解剖学讲演中，已经多次向你们阐述了我的关于心脏运动和功能的新观点。迄今为止的九年间，许多见解已经被你们的大量实验所证实，被许多论据所阐明，并且没有遭到博学精明的解剖学家的反对。因此我要求，也可以说是恳请，在这里，在这篇论文中，为众人陈述我的诸多观点。

　　诸位博学的朋友，的确，没有你们的劳作，我的工作不太有希望圆满完成；因为你们一般可以证实我所收集的正确例证，并且驳斥错误的例证。你们看过我的解剖，在证明我所观察到的现象时，你们一直利用你们的证据支持我。而且，因为这本书独自提出新的血液流动运行途径，全然不同于自古以来许多博学而杰出的人所阐明的运行途径；所以倘若我不首先向你们提出我的工作主题，在你们面前通过演示论证我的结论，回答你们的疑问和反对意见,并且得到我们杰出的院长的帮助和支持,那么恐怕我的工作公布于国内外公众时,有可能给人们造成是假想的印象。所以,我的密友曾经告诫我,假如我能在你们及学院面前展示我的工作,经过大量博学者的推敲,我对他人的恐惧就会减少。我甚至冒昧地期望,我会欣慰地发现,你们赞同我的见解是出于对于真理的热爱,而且这一真理得到了像你们一样的哲学家的认可。真正的哲学家只热爱真理和知识,并不认为他们的学识已经足矣,而是欢迎来自任何人、任何时期的新知识;他们不会狭隘地认为古人传给我们的所有艺术和科学都尽善尽美,后人尽管聪慧勤勉也徒劳无益。许多人则坚持认为,我们所知道的与我们所不知道的相比,实在是微乎其微。哲学家并不把信念寄托在别人的告诫上,否则,他们便会丧失自由,抛弃通过亲自观察得出的结论。他们并不忠诚于古代的贤者,而且公开驳斥摈弃朋友们的真理。不过他们也知道,浅薄轻信的人恪守先入为主的观念,而且相信被灌输的任何事情;因为他们发现愚钝无知的人不能正视眼前的事实,甚至对中午的阳光也熟视无睹。他们在哲学课上告诫我们,要避开诗人的寓言、庸人的幻想和怀疑论的谬论。这样,勤学、善良、正直的人,绝不会陷入仇恨和妒忌的情绪中,不至于低估有助于信奉真理的论据,正确地认识得到充分证实的观点;当真理和无可辩驳的证据要求他们改造自己的观点时,他们并不认为这样做是不值得的;对于错误的见解,尽管是得到古人赞同的,他们就是放弃也在所不辞,因为他们知道人类容易误入迷途,容易上当受骗。许多事情是偶然发现的,可以从不同的方面学到,老年人从青年人那里学到,智者从愚者那里学到。

亲爱的同事们,我绝无意通过引证众多解剖学家的姓名和著作,或者通过炫耀我的记忆力、广泛的阅读和付出的艰辛来把这篇论文扩展为一部鸿篇巨制。因为我在从事研究和教授解剖学的职业中,不是从书本中,而是从解剖实践中获取知识的。而且因为我认为抹杀古人应有的荣誉是不正确也是不合适的。我

并不与现在的人,与那些在解剖学上有杰出贡献并曾经做我的
老师的人争辩。我不会指责那些笃爱真理的人故意说谎,不会
把那些误入歧途的人视做罪犯。我承认我只做真理的信徒,而
且我可以无愧地说我已经竭尽全力、历尽艰辛,试图发现符合至
善、益于学识、利于学界的东西。

再会,令人崇敬的医生们,
致以诚挚的歉意。

解剖学家

威廉·哈维

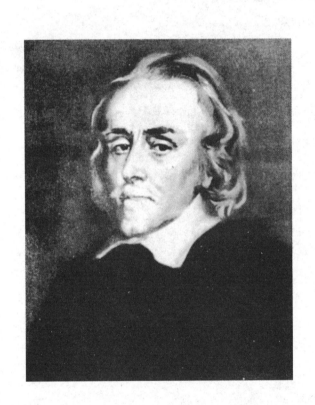

导　言

· *Introduction* **·**

　　在准备讨论心脏和动脉的运动、活动之前，我们有必要首先陈述一下其他人在其著作中是如何表达他们对于这些问题的看法以及一般人及传统上对这些问题的看法……

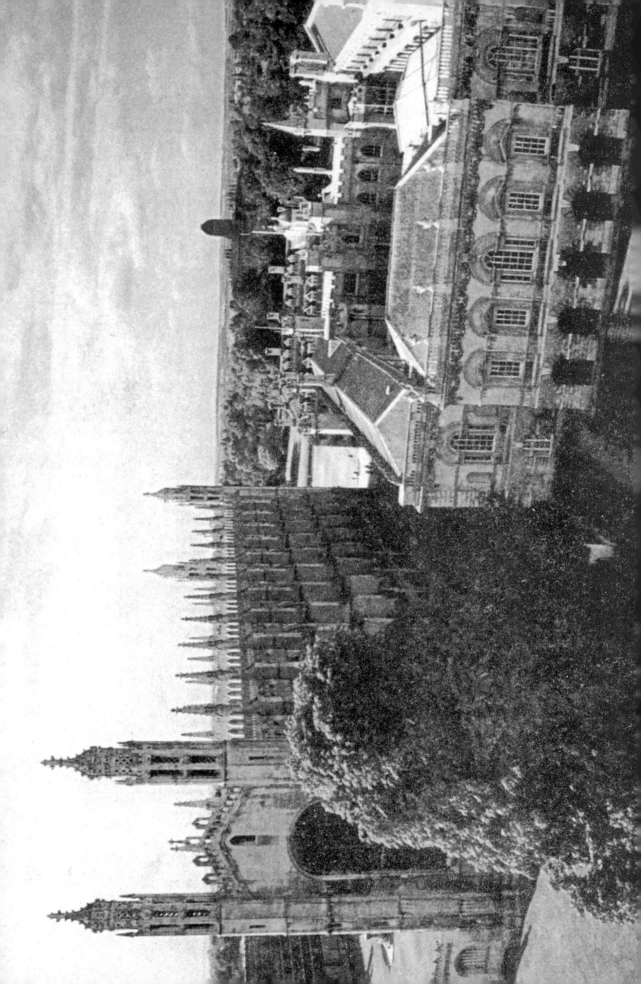

在准备讨论心脏和动脉的运动、活动及作用之前,我们有必要首先陈述一下其他人在其著作中是如何表达他们对于这些问题的看法的以及一般人及传统上对这些问题的看法,以便能够证实什么是正确的,并且通过解剖众多的实验和精细的观察来弄清什么是错误的看法。

直到现在,几乎所有解剖学家、医生和哲学家都支持盖仑的观点,认为脉搏和呼吸的目的一样,只是在一个特殊的方面不同,据信脉搏取决于动物体,而呼吸取决于生命机能。这两种活动,在所有其他方面,无论在目的上,还是在运动上,它们的表现都是一样的。正如法布里修斯在他最近出版的著作《论呼吸》(Respiration)一书中所断言的那样,心脏和动脉的搏动不足以保证血液的通风散热,因而需要在心脏的周围形成肺脏。自此以后,凡是讲到有关心脏的收缩和舒张时,讲到心脏和动脉的运动时,都会专门讲到肺脏。

但是,正如心脏和肺脏的结构及运动不一样,动脉和胸部的运动也不同。因此,看来很可能由此而产生心脏和肺脏的其他目的及作用,以及心脏和动脉的搏动和用途,会在许多方面不同于胸部及肺脏的挺起和用途。倘若动脉的搏动与呼吸有同样的目的,倘若如一般所说的,动脉在舒张时将空气吸入腔内,在收缩时通过皮内相同的孔隙散发烟气,而且倘若它们在舒张和收缩的间期纳入空气,而且总是或者纳入空气、或者纳入元气、或者纳入烟气,那么盖仑写他的书的目的便在于证明动脉本来含有血液,而且除了血液,别无他物;因而又该如何解释在同一书中的实验及推理中很容易得出,动脉中既不含元气又不含空气呢? 如果动脉在舒张时充满着当时吸入的空气(大量空气渗入时,脉搏强劲而丰满),那么,当把具有强劲而丰满的搏动的动脉

◀英国坎特伯雷金学院旧址和小礼拜堂

放入水浴中或油浴中,由于周围的液体会使空气难以或者不可能渗入,所以脉搏应该变得又小又慢。同样,所有的动脉,无论体内深层的,还是身体表面的,都在同一瞬间以相同的速率扩张。那么,空气渗入体内深层部分,又怎么可能像仅仅通过表皮那样自由、迅速地通过皮肉及其他结构?胎儿的动脉如何通过母体腹部及子宫体将空气吸入到体腔内呢?海豹、鲸、海豚和其他鲸类动物以及生活在深海里的各种鱼类,如何能够通过动脉的舒张从大量的水中吸入和排出空气呢?就此认为这些海洋生物吸收渗入于水中的空气,并将它们的烟气呼出到同样的介质中,这实属无稽之谈。而且,如果动脉在收缩时,通过皮肉的孔隙从腔内排出烟气的话,那么为什么不排出元气?据说元气存在于同样的血管中,而且元气比烟气或烟更轻薄。所以,如果动脉在张合时吸入和排出空气,如同呼吸过程中的肺一样,那么为什么在一部分肺受伤时——如在脉管解剖时所见,动脉和肺的功能却不一样呢?如果把风箱分开,我们便会十分清楚地看到空气通过两个相反方向的运动进出;但是当把动脉剖开时,我们却清楚地发现,只有血液的不断输出,却不见空气的进入和散出。如果动脉的搏动是像肺扇动冷却心脏那样使身体若干部分降温,那么,为什么通常认为动脉携带富含生命力的元气的新鲜血液到身体的各个部分,这些元气保存着这些部分的热量,睡眠时予以维持,疲劳时予以补充?而且为什么会发生这种情况:当动脉被扎紧时,被扎紧的部位不仅会立刻麻木,而且会立刻变凉,颜色淡白,最后竟停止了营养?按照盖仑的观点,这是因为被扎紧的部位失去了来自心脏(热源)流到各个部分的元气。那么,动脉显然是传递热的,而不是使各个部分散热变冷的。此外,动脉是在舒张时,如何能从心脏摄取元气来温暖身体及其各个部分,而在没有元气的情况下,意味着使身体各部分冷却或减温呢?再则,尽管有些人证实,肺、动脉和心脏都有相同的功能,但他们却坚持认为心脏是制造元气的部位,而动脉保存元气并且运输元气。他们反对哥伦坡的观点,否认肺也制造和保存元气；而他们又支持盖仑，反对埃拉西斯特拉图斯的观点，认为动脉中所含的是血液，而不是元气。

这些不同的观点，看起来是那么不协调，那么相互矛盾，以至每一种观点都值得怀疑。盖仑的实验、动脉切开术以及对伤口的观察，揭示出动脉中所含的是血液，而且只有血液。正如盖仑屡次证明的那样，当一动脉剖开后，经过一个半小时或者更少的时间，全身的血液就会流尽。盖仑的实验表明："如果把普通动脉的两端用线扎紧，沿纵长剖开这段动脉，你所发现的只有血液"，所以他证实动脉中只含有血液。而我们或许也可以按照这样的线索去推理。如果我们以相同的方式扎紧静脉，正如我在尸体和活体动物中多次确定的那样，我们便会在静脉中发现与动脉中相同的血液，我们完全可以得出结论：动脉中含有与静脉中相同的血液，没有别的，只有相同的血液。而有些人试图缩小这方面显现的困难，断言血液是有元气的，是动脉中特有的，实际上是勉强承认动脉的功能是把血液从心脏传输到全身的所有部分，所以动脉是满含血液的，因为含元气的血液也是血液。而且没有人否认血液本身，即使是它流入静脉的部分，也含有元气。但是，如果那部分血液是在动脉中含有更丰富的元气，这样仍然可以相信这些元气与血液是不可分的，就像静脉中的情况一样。元气与血液合为一体（如同牛奶中的乳清和黄油，或者热水中的热与水），动脉中含的就是这种复合体，并且由心脏提供并分布到全身，而这种复合体就是血液。但是假如认为这种血液通过管腔的舒张并从心脏流入动脉，那便是假定动脉通过膨胀时充满了血液，而不是以前认为的充满了自由流动的空气。所以，假如认为动脉中充满了来自自由流动的大气中的空气，那么我要问，如何而且何时动脉可以从心脏中接受血液？如果答案是在动脉收缩时；我认为这似乎是不可能的。动脉在收缩时不得不充盈，换句话说，因充满了血液而不能膨胀。如果认为是在动脉舒张时接受血液，那么就会是出于两个相互矛盾的目的，同时接受血液和空气、热和冷，这是不可能的。因而，当认定心脏与动脉同时舒张，心脏与动脉也同时收缩，就会出现一种不协调。因为两种物体如何能够相互关联，它们同时膨胀、收缩，或从另一方吸收物质呢？或者同时收缩，彼此接受物质呢？所以，一个物体，这样吸收另一物体进入自身，看来好像是不可能的，因为变成膨胀时，表现出的膨胀是被动的，除非以海绵的方式，事先受到外力的挤压，当恢复成自然状态时，进行吸收。但是难以设想在动脉中有这样的情况。动脉之所以扩张，是因为它们像膀胱或皮袋似的充满物质而扩张，而并不像风箱那样充满气体而扩张。我认为这是容易演示的，而且我认为我已经证实了这一点。然而，在盖仑的《动脉中的血液》（*Quod sanguisconti-netur in arteriis*）一书中，他引证的实验却证实了相反的情况（反论）：一条已经裸露的动脉，纵向剖开，用一根芦苇管或者有透性的管子，从剖口处插入管腔，伤口愈合，就可以阻止血液的流失。他说："只要这样做，整个动脉仍然搏动，但是假如在动脉管上系上一根线，并将管腔膜与管子系紧，那样，扎线以外的动脉管便不再搏动了。"盖仑的这个实验我从没做过，我也不认为在活体中这个实验能做得很好，因为剖开的血管处会有许多血液流出，不用线扎紧，插入的管子也不能有效地封好伤口。我绝不怀疑在血管与管子之间会有血液流出。盖仑的这个实验显然是要证明两点：搏动功能从心脏通过动脉的管壁伸展，当动脉扩张时，动脉通过那种搏动的力量而得以充满；因为动脉膨胀时如同风箱，当动脉像皮肤那样没有空隙便不会扩张。但是在动脉解剖和伤口处所看到的却是相反的情况：血液有力地涌出动脉，先是很远，然后渐近；或者血液喷出，总是伴随动脉的舒张，而从不伴随动脉的收缩。由此可见，显然是血液的充盈导致动脉的扩张，如果仅凭动脉自身的扩张，不能将血液喷射得很远。如果动脉的作用真像一般人所认为的那样，那么动脉应该可以从伤口处将空气吸入管腔。我们不应认为动脉的管腔膜很厚，并导致得出不应该认定搏动的特征是从心脏沿着动脉膜前进的结论。因为在一些动物中，动脉与静脉没有太大的区别，在身体的某些端处,如头、手等部位,当动脉再细分时,很难通过外形上的差异区分动脉和静脉,二者的膜是相同的。而且,一个由伤口或糜烂动脉形成的动脉瘤,虽然没有完好的动脉膜,但它的搏动与其他动脉的搏动完全一样。博学的里奥拉努斯在他的《七书》(*Seventh Book*)中证实了我的观点。

也不要让任何人设想搏动与呼吸的用途是相同的。因为在同样原因的影响下,如奔跑、愤怒、热水浴及在任何其他热物的影响下,依照盖仑的说法,搏动和呼吸都会更急促而且有力。因为虽然盖仑竭力这样辩解,但不仅经验和这种观点相反,当我们看到,随着急剧的充血,脉搏的搏动更为有力,而结果呼吸反而变缓,但青年人的脉搏是快速的,而呼吸却是缓慢的。处于惊骇、专注、焦虑中也是如此;有时,在发烧时,脉搏也是急速的,而呼吸却比平常还慢。

这些及同类的其他异议,可能被竭力用于反对上述观点。有关心脏功能和搏动的观点是很费解的。按照常人的看法,心脏是有活力元气的源泉和制造场所,是生命由此传到身体的各个不同部位的中心;而且否认元气是在右心室制造的,宁肯认为右心室为肺提供营养。因而人们坚持认为鱼类不存在右心室(实际上没有肺的动物都没有右心室),右心室只是因为肺而存在的。

1. 试问当我们看到两个心室的结构几乎是相同的,它们何以有相同的纤维构成、韧腱、瓣膜、血管和心房;而且,我们在解剖时发现两者的血栓,为什么也是由同样的黑色血凝结而成的;当两个心室的活动、运动和搏动是相同的,为什么我们应该认为它们的作用是不同的呢? 如果位于右心室入口处的三个三尖瓣确实阻止血液重新流入大静脉,如果位于肺动脉端处的三个半月瓣能阻止血液回流到心室,为什么当我们发现左心室具有相同的结构,我们会否认,它们在那里是出于同一目的,这些结构阻止了血液的流出和回流呢?

2. 再者,当我们发现左右心室的构造,就大小、形态、位置,在各方面都几乎相同时,为什么应该坚持认为左心室的结构与元气的流入及回流相关,而右心室与血液的流入及回流相关呢?不能认为同样的结构可无差别地适应于有利或有碍血液及元气的运动。

3.当我们发现[血液]通路与血管在大小上各自彼此相关时,如肺动脉与肺静脉,为什么人们能就此认为一个注定有一种专门的或特有的目的,也即营养肺部,而另一个却行使一种公共而广泛的功能呢?

4.像哥伦坡所说,怎么能设想营养肺部需要如此大量的血液呢?而通向肺部的血管——肺动脉,会有比两个肠骨静脉还大的运输容量吗?

5.各叶肺都很贴近,在连续运动中,血管在这种范围中供应肺部血液。试问:右心室搏动的用途和意义又是什么呢?为什么造物主出于仅仅营养肺这一目的而需要增加另一个心室呢?

通常认为左心室从肺和右心窦获得形成元气的原料,也即空气,以及血液,而且以相同的方式将含有元气的血液输送到主动脉,并从主动脉汲取烟气,然后通过肺静脉将烟气送到肺部,同时将肺获得的元气送到主动脉。试问元气和血液如何并以何种方式分开的呢?而且,元气与烟气怎么能够彼此交叉通过却没有混合呢?倘若二尖瓣并不阻止烟气流入肺部,二尖瓣又怎能阻止空气的逸出?此外,半月瓣在心脏的每次舒张时又如何能够阻止主动脉中的元气回流呢?总之,怎么能认为含有元气的血液通过左心室从肺静脉送到肺部,而没有受到它的通道中来自二尖瓣的任何阻碍呢?而他们早先曾断言,空气通过同一血管从肺部进入左心室,并且提出把这些同样的二尖瓣当作其回流的阻碍。噢,上帝!二尖瓣怎么能阻止空气的回流而不阻止血液的回流呢?

再者,人们认为具有粗大血管、具有动脉壁膜的肺动脉只有一个目的,即为肺部提供营养,为什么却认为管腔较细、具有静脉外壁、柔软、松弛的肺静脉有许多——三个或四个不同的用途呢？所以他们也将会认为空气通过肺静脉从肺部传到左心室，烟气也是通过肺静脉从心脏传到肺部；而且一部分含有元气或元气化的血液通过肺静脉传到肺部的补充营养。

如果人们认为烟气和空气（烟气从心脏流出，空气流向心脏）都是由同一脉管运输的，我的回答则是：造物主通常不会为这样相反的运动和目的只建造一个管道，只设计一条途径，任何这样的事在别处也未曾见到。

如果烟气和空气透过肺静脉的管腔，如同透过肺支气管一样，那么当我们剖开肺静脉时，为什么既找不到空气也找不到烟气呢？为什么我们总会在肺静脉中发现其中充满了滞缓的血液，没有空气呢？而我们却在肺部内发现大量的空气。

如果谁重复盖仑的实验，剖开活狗的气管，利用风箱向肺部充气，并且扎紧气管，当他剖开胸膜时，他会发现，肺部充满了空气，甚至末端的肺泡中也充满了空气，而肺静脉和左心室中却没有空气。如果认为活狗的心脏从肺部吸收空气，或肺部将空气传给心脏，那么在上述实验中，应该能够经常发现这种情况。实际上对此持怀疑态度的人，当他在解剖室给动物的肺充气，他会立即看到空气经这条路线前进，如果确实存在用于那种传送的通道。他便会怀疑，在实际中存在这样的途径吗？但是，肺静脉的这种功能——即把空气从肺传到心脏，被视为如此重要，以至法布里修斯坚持认为肺就是为了这样的血管（指肺静脉）而构成的，并且肺静脉是肺结构的基本单位。

但是，我倒愿意得知，如果肺静脉的功能确实是传输空气，那为什么肺静脉在肺里却有一个血管的结构。造物主更需要环状管，如气管，这样才可以经常保持开放状态，不致轻易压扁，它们也应该完全与血管隔开，不至于使液体会妨碍气体通道。这在肺部受到极大的压力或带有一点痰时，呼吸表现出嘶嘶或呼噜声响时，显得相当明显。

至于认为组成有活力的元气需要两种物质，一是空气，其次是含血物质，以及认为血液通过心脏隔膜隐秘的小孔从右心室徐徐渗入左心室，而空气是通过巨大的血管，即肺静脉，从肺部吸收来的，这些观点都难以令人置信。如果真是那样的话，在心脏隔膜上一定会有适应于血液运输的大量小孔。但是无法确切地证实实际上存在这些小孔，因为心脏的隔膜是除了骨骼和肌腱外较身体其他部分更为致密的结构。即使认为在这种情况下存在着小孔，当我们看到两个心室同时收缩和舒张时，一个心室怎么能从另一个心室获取物质，例如，左心室从右心室获取血液呢？而且，我们为什么不宁可相信右心室从左心室获得元气，而要相信左心室通过小孔从右心室获得血液呢？但是，认为在同一时刻，血液通过一些隐而不见的小孔便利地透过，而空气通过完全开放的通道流动，这是当然神秘的、不恰当的。我要问，为什么当有一条如此敞开的经过肺静脉的通道时，要用神秘的、隐而不见的许多小孔，用不确定的、模糊的通道来解释血液进入左心室的途径呢？令我惊奇的是，人们选择去制造，或者说去构想一条通过厚实致密的心脏隔膜的通道，而不是把这条通道视为开阔的肺静脉，甚至至少是容易通过的松软的海绵状的整个肺。此外，如果说血液是能够透过心脏隔膜的物质，或者说血液能够从心室被吸收过去，那么那些进入隔膜本身并对其供给营养的冠状动脉和静脉的分支又有什么用处？而且更值得注意的是，胎儿的各部分都是更疏松和柔软的，而造物主却减少了血液通过椭圆小孔从心脏的右侧传到左侧的必要性，也不是从大静脉经过肺静脉传输的，那么造物主怎么能够使随着年龄的增长而心脏变得更致密的成年人的血液毫不费力地通过心室隔膜呢？

安德里斯·劳伦修斯（Andreas Luarentius）[①]根据盖仑[②]的权威著作及荷勒琉斯（Hollerius）的实验，指出并且证明把脓胸的浆液和脓吸入肺静脉，可以通过右心室和动脉随尿和粪便一

---

① 第九卷第 11 章第 12 问。
② 《论部位的影响》(*De Locis affectis*)，Ⅵ，7.

起排出。他引证了一个忧郁病患者的病例，这个病人经常昏倒，当排出大量浑浊的液体、发臭的和辛辣的尿液时，病人发作便停止了；但是这个病人最后还是因为疾病反复发作而死亡了，死后解剖尸体时发现，膀胱和肾脏中均没有他排出过的液体，而在左心室和胸腔发现了很多那种液体。因此，劳伦修斯自称他曾预言过这种症状的原因。然而，在我看来，我只有感到奇怪，因为劳伦修斯已经猜测并预言过异物能够按照他所指出的途径排出，为什么他不能也不会发现并且告诉我们，在自然状态的情形下，血液能以同样的途径从肺部便利地转运到左心室。

　　因此，从上面的论述以及许多其他有同样效果的观点看，显而易见，对于详细地考虑过整个问题的人来说，有关心脏和动脉运动及功能的论述一定看起来是模糊的、矛盾的、或甚至不可能的。有必要更为详细地看待这一问题，不仅要详细研究人的心脏和动脉的运动，而且要研究一切有心脏的动物；进而，通过经常进行活体解剖，通过不断地亲自进行观察，以研究并且努力发现真理。

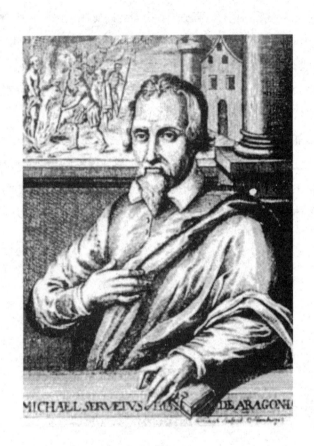

MICHAEL SERVETVS HISP. DE ARAGONIA

第一章

作者的写作动机

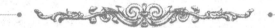

> 我想我已经窥见了真理，使自己摆脱并逃离了迷宫，并发现了我迫切希望发现的东西，即心脏和动脉的运动及用途。

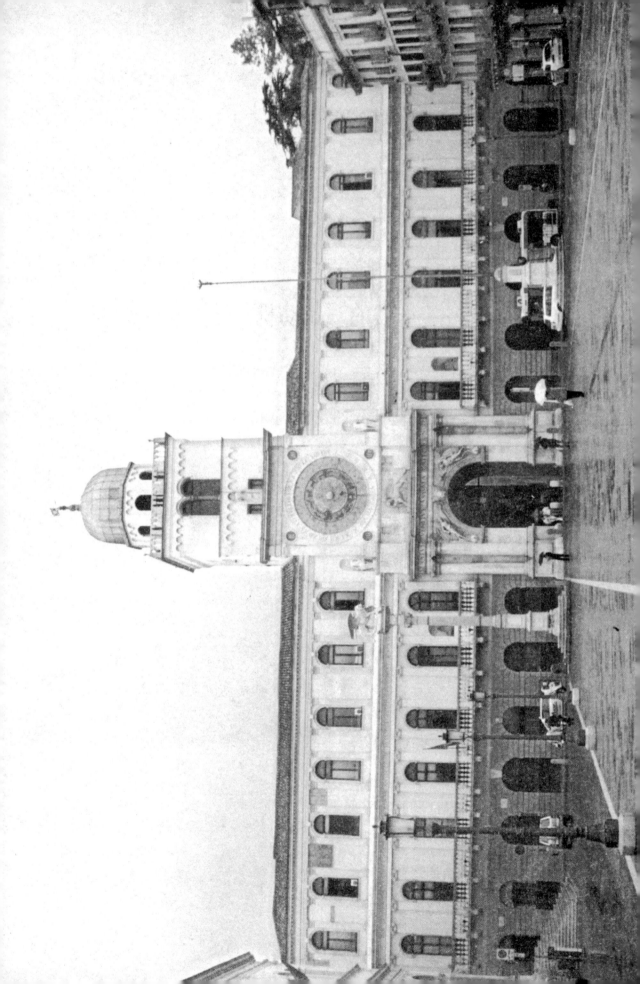

当我首次尽全力以活体解剖作为发现心脏的运动和用途的手段，并且努力通过实际的观察而不是通过其他人的著述去发现心脏的运动和用途时，我发现这项工作真是太艰巨了，充满了困难，以至我几乎与弗拉卡斯图琉斯有同样的想法，认为只有上帝才能了解心脏的运动。因为我最初既不能看见〔心脏和动脉〕何时发生舒张，何时收缩，又不能察觉〔心脏和动脉〕何时何处膨胀和收缩，原因在于〔心脏和动脉〕运动的速度；在许多动物中，眨眼之间心脏的运动便完成了，来去就如闪电一般。所以，我认为有时在此处舒张，有时在彼处舒张，闭合也是一样，后来又好像所有一切全都改变了，运动的发生似乎变幻莫测。我的心绪忐忑不安，我不知道我会得出什么结论，不知道该相信谁的观点，难怪安德里斯·劳伦修斯认为心脏的运动很让人费解，如同欧里普斯河的涨潮落潮使亚里士多德费解一样。

后来，通过日复一日非常勤奋的研究，通过反复进行活体解剖，为此目的通过解剖各种动物，通过广泛的观察，我想我已经窥见了真理，使自己摆脱并逃离了迷宫，并发现了我迫切希望发现的东西，即心脏和动脉的运动及用途。自那时起，我便毫不犹豫地——不仅私下向我的朋友们，而且按照古代学院的方式，在我的解剖课上向公众们——展示我对这些问题的看法。

像往常一样，对这些观点，有的人喜欢，有的人不喜欢，有的人则会指责我、诬蔑我，认为我因此而成了罪犯，敢于违背所有解剖学家的信条和观点，其他的人则希望进一步了解这些新奇的见解，他们认为这些见解是值得考虑的，而且或许是很有用的。最后，应朋友们的要求——他们或许是我的劳作的参与者，部分则是在一些人的嫉妒的推动下——他们用有偏见的思想接受我的观点，并对这些观点理解很差，还写文章公开诋毁我——

◀ 帕多瓦大学的钟楼

我不得不在这部著作中陈述我的观点,这些是代表了我自己劳作成果的观点。我之所以很愿意写这部书,还因为考虑到法布里修斯虽然曾精确广泛地在一部专著中论述了动物的每一部分,却唯独没有涉及心脏。最后,倘若我的劳作对于学术界有一些用途或益处,那么可以说,我此生并非虚度,正如喜剧中的那位老人所说:

> 迄今无人达到至善至美,
>
> 时、空、用把知识带给了人类;
>
> 要么矫而正之,
>
> 要么忠而告之,
>
> 原以为已知者多为未知;
>
> 要么引导人们,
>
> 放弃昔日尊奉的金科玉律。

所以,在这个时候,这部书或许对于心脏的研究有些用途,或许其他人至少以该书的成果为起点,按照书中寻觅的途径,在有识之士的指导下,在将来更有作为,做出更为精细的研究。

第二章

活体动物解剖中观察到的心脏运动

> 下列这些情形是同时发生的：心脏的紧张，心尖的搏动，腔壁的加厚，心室缩小，其所含的血液被有力地喷出。

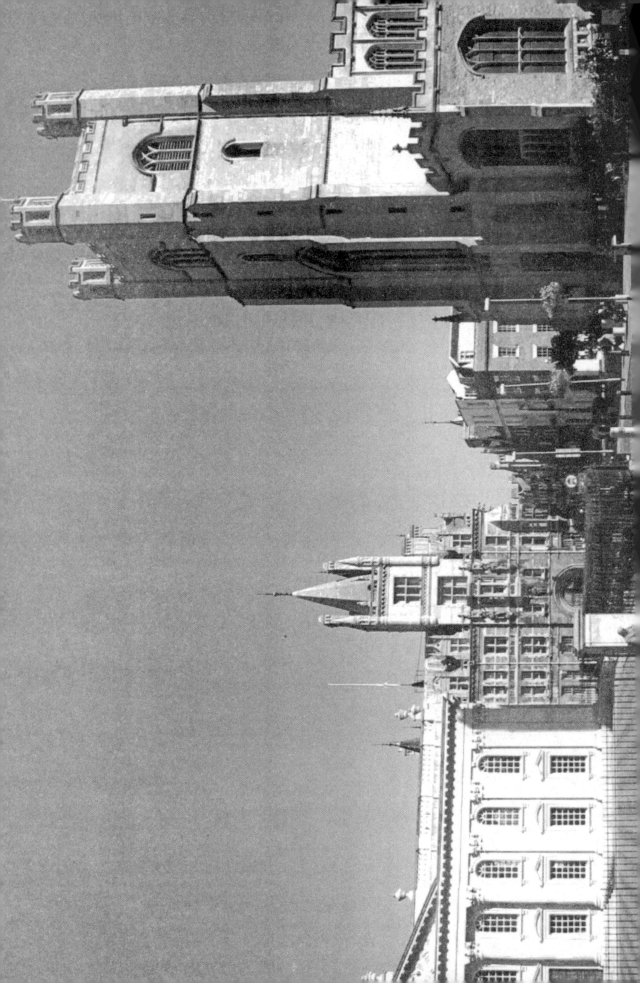

首先,当我剖开活体动物的胸腔,再切开或移去直接包围心脏的包膜,便会发现心脏时动时息,有时运动,有时则不动。

在冷血动物中,如蟾蜍、蛙、蛇、小鱼、蟹、虾、蜗牛和甲壳类动物中,这种现象非常明显;在温血动物中,如狗和猪中,则更清晰。假如当心脏开始松弛,运动更缓慢并行将死亡时,注意观察,会发现心脏的运动缓慢而稀薄,间歇较长,这时非常容易发现并了解心脏的运动究竟是怎样的,以及运动的过程。在心脏运动的间歇和停止跳动时,心脏柔软、松弛、疲惫、静息,如同在休息。

在心脏运动,以及完成运动的间歇可以发现四项主要的情况:

1. 心脏直立而且朝上升起到某一点,因为这时心脏击动着胸部,在体外也能感到脉搏。

2. 这时心脏各处都在收缩,尤其是两侧,因此心脏显得较狭长,更加收缩在一起。如果把鳝鱼的心脏取出放在桌上或者手上,便可显示这些特性;而且在小鱼及其心脏更呈圆锥形或细长形的那些更冷血的动物中,也会出现同样情形。

3. 用手握住心脏,便能感到心脏在运动时变得较硬。心脏变硬是由张力造成的,恰似当前臂被抓紧时,可以感到肌肉绷紧,随着手指的移走而恢复原状,而且有弹性。

4. 在鱼类和冷血动物中,如蛙和蛇,可以进一步观察到心脏在运动时,呈淡白色,在静息时,呈深血红色。

我从这些特殊的现象中发现,心脏在运动时普遍存在紧张,包括心脏纤维的收缩及各部分的收缩。心脏在运动时立起而且变硬,体积变小。心脏的运动显然与肌肉的腱及纤维的收缩具

有相同的性质。肌肉在运动时，获得力量并绷紧，由软变硬，凸出而且增厚；心脏在运动时也是这样。

因此我们可以得出结论：心脏在运动时，各部分立刻收缩，腔壁加厚，心室变小，所以容易喷出或者挤出所装载的血液。实际上，这是上述第四项观察中已经阐明的，在这项观察中，我们发现，心脏挤出其所含血液后，便变成淡白，然后在心脏运动进入间歇时，心室重新充满了血液，又恢复了深红色。这一事实毋庸置疑，因为如果刺穿心脏，都会发现在心脏绷紧时，每一次运动或搏动中，血液就会有力地喷出。

因而，下列这些情形是同时发生的：心脏的紧张，心尖的搏动（由于这种搏动碰击胸部，因此可在体外察觉），腔壁的加厚，心室缩小，其所含的血液被有力地喷出。

因此，人们通常接受的观点恰好与事实相反；因为通常认为，当心脏搏击胸部时，脉搏在体外也能察觉到，心脏在其心室膨胀并且充满了血液。但是事实却与此相反，心脏收缩时，是倾空的，一般认为心脏在舒张时运动，其实心脏收缩时才在运动。同样，心脏内在的运动不是舒张，而是收缩。心脏也不是舒张时变得坚挺并绷紧，而只有在收缩时，变得绷紧，有力地进行运动。

无论如何也不能认为心脏的运动是按纤维竖直方向进行的，尽管伟大的维萨里提出了他的观点的依据，引证将柳条结成金字塔形作说明，即从顶部向底部用力时，金字塔形的柳条四周便呈弓形；若是心脏，则心腔膨大，心室成吸杯状，所以吸入血液。但是心肌纤维的真正效应是收缩心脏，同时使心脏绷紧；结果使心隔膜和心脏本身的物质增厚并扩大，而不是心室增大。而且，因为纤维的运动是从心尖到心底，向心底方向牵引心尖，所以并不使心壁凸成圆形，而是恰恰相反。因为所有的纤维呈圆形排列，当收缩时势必变直，而且侧部膨胀并增厚，如同普通的肌纤维一样，在收缩时，肌纤长度变短，像我们在腹部肌肉中看到的那样。此外,尚需补充的是,心室不仅按这种方向收缩并且使心隔膜增厚,而且那些被亚里士多德称作神经的纤维或纤维束,它在较大的动物的心室中很明显,并含有所有竖直纤维(心脏隔膜中只含环形纤维),当它们同时收缩时,通过极好的调节,可把所有内部表面都收缩在一起,如同绳索一样,所以,充满的或装载的血液在力的作用下被挤出。

人们所持的心脏通过自身的膨大和运动便具有将血液吸入心室的力量这一信念是不正确的,因为当心脏活动并且变得绷紧时,血液被挤出,当心脏松弛静息并同时下垂时,血液便流入,下面将解释这一方式及途径。

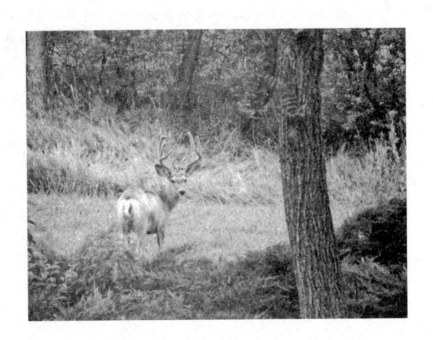

第三章

活体动物解剖中观察到的动脉运动

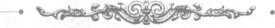

事实表明,与人们通常接受的观点相反,动脉舒张之时,正是心脏收缩之时;而且由于心室的收缩,使流入的血液充满了动脉,并且使动脉扩张。所以……

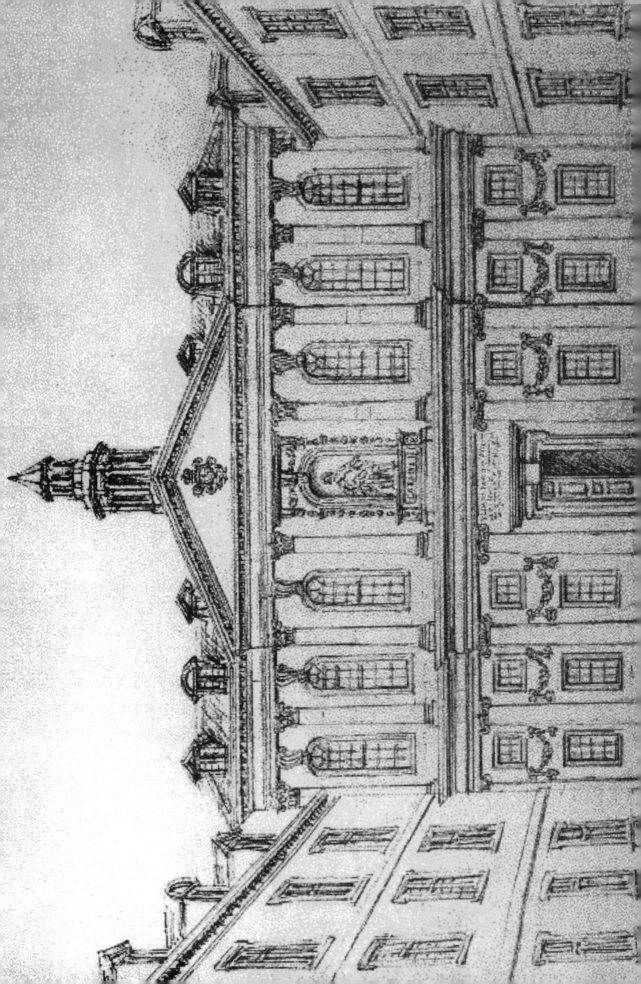

通过了解动脉的运动和搏动,可以进一步观察到心脏运动和搏动时的各种状况:

1. 当心脏收紧时,当胸部受到冲击时,简而言之,当心脏处于收缩状态时,动脉则膨大,产生搏动,处于舒张的状态。同样,当右心室收缩挤出血液时,肺动脉及身体的其他动脉则同时舒张。

2. 当左心室停止活动、收缩和搏动时,动脉的搏动也停止了;此外,在左心室的收缩很迟缓时,动脉的搏动也几乎察觉不到。同样,右心室的搏动停止的话,肺动脉也停止了搏动。

3. 而且,当剖开或刺破一条动脉时,可以发现,在左心室收缩时,血液从剖开处有力地涌出。如果刺破肺动脉,将会看到,右心室收缩时,伤口处有大量的血液涌出。

在鱼中也可以发现,从心脏到鳃之间的血管被剖开时,在心脏紧张并且收缩的同时,血管剖开处血液有力地流出。

最后,同样,我们在做动脉切开术时看到血液喷出的时远时近,看到了最大的喷射与动脉的舒张相吻合,与心脏的收缩及冲动肋骨的时间相吻合,这时是心脏处于收缩状态,我们理解了血液是由同一运动喷出的。

这些事实表明,与人们通常接受的观点相反,动脉舒张之时,正是心脏收缩之时;而且由于心室的收缩,使流入的血液充满了动脉,并且使动脉扩张。所以,动脉的扩张是由于它们像皮袋或膀胱那样地被充满,而不是由于它像风箱那样地被扩充。由于同一原因,身体中所有动脉的搏动是由于左心室的收缩,同样,肺动脉的搏动则是由于右心室的收缩。

最后,动脉的搏动是由于左心室血液流入所致。这可以用一个例子来表明:手套中吹满了空气,五个指套便同时张开,指

◀ **皇家医学院正面,1828 年约翰·布克勒画的素描图**

套的紧张与动脉的紧张相似。动脉紧张的程度依赖于心脏的搏动、充盈和强弱，动脉随着心脏活动增强而加快频率，并依然保持着心脏收缩的节律、容量和规则。毫无疑问，因为血液的流动，所以在心脏收缩时，人们便可以感到动脉的搏动（尤其在远离心脏的动脉），心脏收缩与动脉搏动几乎是同时发生的，这里如同向手套或风箱中充入空气。因为在一个充满物质的空间（如鼓，一根长棍），在两个端点会同时发生振动和运动。亚里士多德也说过，"所有动物的血液都在它们的血管（vein，即动脉）中流动，并且通过搏动传到全身"。[1] 他又说："因此所有血管都依次搏动，因为它们都依赖于心脏；而且因为它们都在运动，所以它们的运动是依次的"[2]。这里我们最好注意盖仑的话，古代的哲学家把动脉称作血管（vein）。

我曾经医治过一个特殊的病人，这对于我发现真理很有帮助。有一个病人颈部右侧患有一个大的脉动瘤，叫作动脉瘤，生瘤的部位是动脉通向腋部的部位。这个瘤是由于动脉本身的溃烂引起的，并且一天天地长大。随着心脏的每一次跳动，这个瘤子便接受了动脉血，这时可以发现瘤在胀大。这个病人死后，剖开动脉瘤可以发现瘤子与动脉的联系很明显。该病人的右臂脉搏很弱，这是因为大部分血液流到肿瘤处，血液被截流的缘故。

由此可见，动脉中流动的血液如果受到阻滞，无论是因为紧张、淤血或被截流，远处的动脉便不会有力地搏动，因为动脉的搏动就是因为血管中血液的冲击和振动。

---

① 《动物志》，Ⅲ.19。

② 《论呼吸》，20。

第四章

活体动物中观察到的心脏和心房运动

　　有两种运动是相互联系着的，一种是心房的运动，另外一种是心室的运动。这两种运动绝不会同时发生，先是心房的运动，接着是心脏本身的运动，运动显然是始于心房然后扩展到心室。

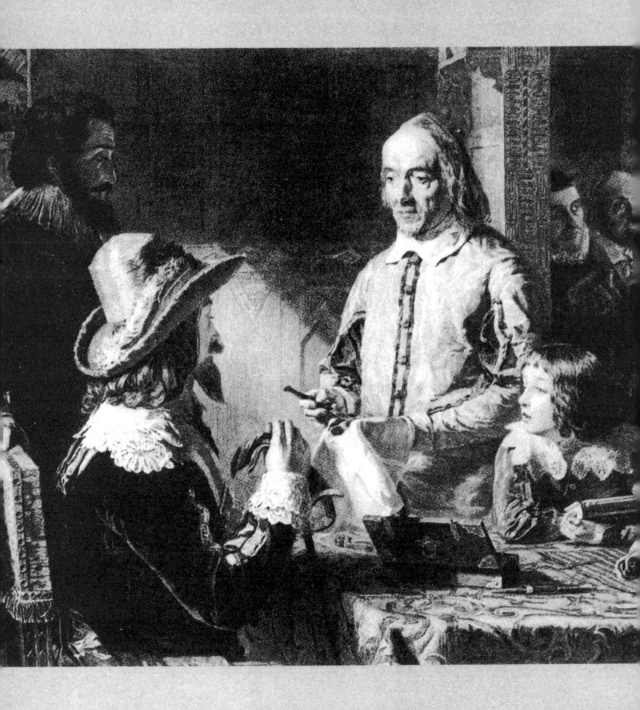

第四章　活体动物中观察到的心脏和心房运动

除了已经讲过的运动外，我们将考虑一下心房特有的运动。

博学而高超的解剖学家卡斯珀·鲍欣和约翰·里奥拉[①]指出，根据他们的观察，如果我们在进行动物活体解剖中仔细观察心脏的运动，我们在不同的时间和部位能够分辨出四种不同的运动：两种心房的运动，两种心室的运动。出于对这一权威见解的尊重，我认为从部位上看存在着四种运动，但从时间上看则不存在。因为两种心房的运动是联系在一起的，两种心室的运动也是一样。在这种方式中，虽然从部位上有四种运动，但从时间上看，只有两种。运动的方式如下。

有两种运动是相互联系着的，一种是心房的运动，另外一种是心室的运动。这两种运动绝不会同时发生，先是心房的运动，接着是心脏本身的运动，运动显然是始于心房然后扩展到心室。当生命将尽，心脏将死时，如在鱼类和冷血动物中所见，两种运动的间歇很短，心脏出现搐动，这是对心房运动的反应，这种搐动时快时慢。最后，行将死亡时，心脏对相应运动的反应停止，不过心尖微动，这种活动很微弱，不像是对心房搏动的反应，实际上只是一种运动。因而，心脏比心房略早地停止搏动，于是，据说心房的寿命比心脏长。左心室首先停止搏动，接着是左心房，然后是右心室，最后是心脏的其他部分，心脏也随之而死亡，但诚如盖仑所观察到的那样，这时右心房却在继续搏动，依然有生命，所以右心房寿命最长。当心脏缓慢死去时，在心房的两三次收缩后，有时可以看到心脏的反应，像是受激发而产生的活动，心脏只产生一次搏动，而且缓慢、被动而费力。

有一点应该特别注意，在心脏停止跳动后，心房却继续收

◀ 哈维在和英国国王查理一世讨论一只被解剖了的麋鹿。

---

① 鲍欣，Ⅱ，21；里奥拉，Ⅷ，Ⅰ.

缩,用一个手指触摸心室,可以感到心房的数次搏动,主要是以同样的方式并基于同样的原因,像我们所说过的,心室的搏动可以通过由血液喷涌造成的动脉的扩张而感觉到。而且,如果这时,当只有心房搏动时,用剪刀剪去心尖,便会发现,随着心房的每一次收缩,便有血液流动。这样便揭示了血液是如何进入心室的,不是通过心脏的吸收或扩大,而是由于心房的搏动而被挤进的。

我在这里应该说明,当我讲到心房或心室发生的搏动时,我所指的是收缩,先是心房的收缩,继而是心脏本身的收缩。心房在收缩时,看起来颜色变白,尤其是在含血较少的部位,但是心房在充满血液时是血液的仓库或贮存所。血液在静脉中流动时,在压力的作用下,自然地流向中央,心房在收缩时,心房端部或边缘的白色尤其明显。

在鱼类和蛙类中,以及在其他的心脏只有一个心室的动物中,因为只有一个囊状的心房随着血液的流入而扩张,在该器官的基部,你会明显地发现这一囊状物首先收缩,然后是心脏或心室的收缩。

但是我想还是应该描述一下我所观察到的相反的情况:鳝鱼及一些鱼类,甚至其他一些动物的心脏,在取出体外后,虽然没有心房,但也能够跳动;不仅如此,如果这些动物的心脏被切成几块,仍能发现收缩和松弛现象。所以在这些动物中,心房停止运动后,还能看到心脏的搏动和悸动。但是,这是不是那种生命力较强、湿度较大、肥胖笨拙、身体成分不易溶解的动物所特有的现象呢?鳝鱼的肌肉也有同样的功能,当鳝鱼被剥皮剖肠、切成数段后,仍能发现其肌肉的运动。

有一次我用鸽子做实验,当鸽子的心脏已经完全停止跳动,而且心房也不再跳动时,我用手指沾了一些唾液,放在鸽子心脏上,过了不久,发现心脏被温暖后,恢复了新的力量和生命,于是心室和心房交替搏动、收缩和松弛,想起来就像是死而复生。

此外,我偶尔发现,在心脏及右心房已经停止跳动后,即心脏行将死亡时,右心房中所含的血液却依然存在着微弱的运动,存在着波动或跳动;在仍然浸有热和元气时,这种波动便一直显现着。在动物中,这种情况的发生尤其明显,例如在小鸡孵化的头七天里,就可以观察(诚如亚里士多德所看到的),首先产生出第一滴血,这滴血会跳动,自此,随着进一步的发育和雏鸡的成形,形成了心房,于是心房的跳动成了生命的特征,最后,过了几天,鸡体的轮廓已经清晰可辨,于是心室部分也开始产生,但是心室仍然持续一段时间白色,而且显然不含血液,就像动物的其他部分一样;心室既不搏动也不运动。我在人的三个胚胎中看到过相似的心脏状况,尽管心房中含有大量的紫色血液,而心室则呈白色,而且没有血液。在鸡卵中也是一样,当雏鸡身体形成并增长时,心脏也在增长,而且有了心室,然后接受并转运血液。

所以我认为,凡是专门研究过这一问题的人,都不应该得出心脏是最先产生最后死亡的结论,最先有生命的部分也是最后死亡的部分,这一部分就是心房,或蛇、鱼等动物中相应于心房的部分,这些部分先于心脏生而生,后于心脏死而死。

不仅如此,血液或元气是否是先天就有微弱的波动,而且是否我发现的不过是这种先天波动在〔心脏〕死后保持着呢?我们是否应该认为生命随着心脏的搏动或跳动而开始,这依然令人置疑。正如亚里士多德观察到的那样,所有动物的基本液体,即大量的元气,有限地离开它们附着的部位,而且像是一种有生命的物质;元气死亡的性质,像亚里士多德进一步指出的那样[1],是重复其生的路程,不过是颠倒了方向,元气生命的尽头也正是它生命的起点。正如动物产生于非动物,实体产生于非实体,所以,以相反的途径,实体因腐烂而成为非实体,而在动物中,后产生的先死,先产生的则后死。

我已经说过,任何动物都有一个心脏,不仅大的动物和那些有红血的动物有心脏,而且小的动物和无血动物也有,如蛞蝓、

---

① 《论动物的运动》,8。

蜗牛、扇贝、河虾、蟹、小龙虾及其他动物。不仅如此，我曾经利用放大镜，甚至在黄蜂、马蜂和苍蝇的尾部上端，不仅自己发现了心脏的跳动，而且还展示给其他人看过。

但是在无血动物中，心脏的跳动迟缓而且微弱，心脏收缩的缓慢，就像动物将死一般。这一现象在蜗牛中很容易看到，在蜗牛身体右侧的一个孔底可以发现心脏，可以发现心脏在呼吸过程中的舒张和收缩，蜗涎就是从这里分泌出来的，这个裂痕存在于身体上部靠近与肝相对的部位。

然而，应该指出，在冬天等寒冷的季节，诸如蜗牛一类的无血动物，并不表现出搏动，它们的生活方式似乎像是植物或那些被称作植物式动物的生活方式。

还应该注意，所有具有心脏的动物，也都有心房或类似心房的东西。而且，无论心脏是否具有双心室，都有两个心房，不过具有两个心房的动物，不一定具有双心室。然而，假如观察一下雏鸡在卵中发育的情况，会发现最初只有一个囊或心房，或者跳动的血滴，日复一日，进一步发育后，心脏才开始形成。即便如此，在一些构成并非高度完美的动物中，如蜜蜂、黄蜂、蜗牛、河虾、小龙虾等动物中，我们只能发现作为其端始或初基的一定的跳动的囊，像一个红色或白色的跳动的端点。

我们在一些地区，如在泰晤士河和海洋中，得到了一些小虾，它们通体透明，当把它们放到水中时，我和我的一个朋友便有了一个极好的机会，清楚地观察心脏的运动。这种小虾的躯体外部并不妨碍我们的观察，我们可以像透过玻璃一样地观察其心脏。

我也曾经观察过小鸡在孵化四五天中最初的模糊的胚体。我把蛋壳剥去，把鸡卵放在清澈的温水中，在一团模糊物的中间，无疑有一个血点，这个血点很小，以至在鸡胚收缩时竟看不出来，但在鸡胚松弛时这个血点又显现出来。血点呈红色，像针尖那么大，时隐时现，若有若无，不过血点的搏动却是生命开始的体现。

第五章

心脏的运动、活动和功能

　　这两种运动,即心室的运动和心房的运动,相继发生,不过两种运动以同一方式保持着和谐或节奏。两种运动以这种方式发生,没有一种运动明显,尤其是在热血动物中,这种运动是迅速的。

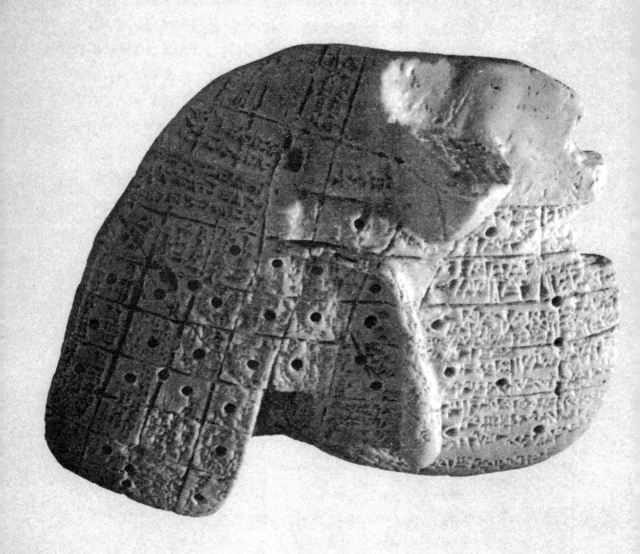

从上述及其他类似的观察中，我认为心脏的运动如下所述：

先是心房收缩，在心房的收缩过程中，将血液（心房是静脉的起点，血液的储存所，含有大量的血液）送入心室，当心室充满血液时，心脏挺起，心纤维紧张，心室收缩，心脏跳动，心脏通过跳动，将心房流入的血液送到动脉中。右心室通过所谓的肺动脉将血液送到肺部，从结构和功能等方面看，肺动脉是一种动脉。左心室把血液送到主动脉，通过主动脉和体动脉将血液送到躯体的大部分。

这两种运动，即心室的运动和心房的运动，相继发生，不过两种运动以同一方式保持着和谐或节奏。两种运动以这种方式发生，没有一种运动明显，尤其是在热血动物中，在这种运动是迅速的。原因在于心脏像是一架机器，其中，虽然一个轮子的运动驱动了其他轮子的运动，然而所有的轮子似乎是同时运动的。或者说心脏的机械装置像是一个火器，触动扳机后，便激发了打火石，打火石撞击钢铁，产生火花，火花点燃火药，火焰扩展，进入枪膛，引起爆炸，击出弹丸，从而完成了射击。凡此种种，发生的速度极快，像是在一瞬间完成的。吞咽也是这样，由于舌根挺起和口腔的紧压，食物或饮料冲入咽喉，喉在喉部肌肉和会厌的作用下关闭，咽在咽部肌肉的作用下闭合，如同一个口袋在装满物品时必须提高口袋并张开袋口一样，这样口中可以含更多的食物，在横纹肌的作用下，食物下咽，然后由直纹肌送至食道深处。所以，这样的运动，虽然由迥然不同的器官完成，但却是和谐地进行的，以这样的次序，这些器官进行了单一的运动和活动，我们称之为吞咽。

心脏的运动和活动也是这样完成的，它进行了另一种吞

▶一个羊肝的黏土模型，用作占卜，制于巴比伦第一王朝时期

咽,将血液从静脉传到动脉。假如谁记住这一点,他也会细心地观察到活体动物中的心脏运动,他不仅能够发现我专门提到过的现象,即心脏挺起,心房连续的运动,而且可以进一步发现心脏有一种不清晰的颤动以及向着右心室的倾斜,使心脏在活动时有轻微的弯曲。实际上,谁都可以发现,马在饮水时,咽喉一动作,便饮入水并且将水送到胃中,这个动作伴有声响,产生的搏动既可以听到也可以触摸到。心脏的运动也是一样,当有大量的血液从静脉转运到动脉时,搏动产生的声响从胸部也可以听到。

心脏的运动完全如上所述。心脏的活动之一是进行血液的传送和分配,并且通过动脉,把血液送到身体的各个部位。因此,我们所感觉到的动脉的搏动只不过是来自心脏血液的冲击。

心脏除了泵出血液,使血液在身体各部分运行,并将血液分配到身体各部分外,是否还有其他的作用——温热血液,加进元气,使血液更加完美,对这些还必须不断地探索,而且还取决于其他领域的研究。现在能够说明的只是发现了心脏的作用是通过心室将血液从静脉运送到动脉,再通过动脉将血液分配到身体的各个部分。

实际上,无论从心脏的结构上看,还是从瓣膜的位置和作用上看,都可以证实这一点。但是,仍有一些人,像是患有近视眼或在黑暗中摸索中一样,提出了不同的、充满矛盾的、无条理的论点,他们的许多见解建立在偏见的基础上,正如我们曾经提到过的一样。

在我看来,对这一问题存在怀疑和错误见解的主要原因,在于心脏与肺之间有密切的联系。当人们发现肺静脉和肺动脉在肺消失时,自然他们很难理解右心室是如何以及通过什么方式将血液分散到身体各个部位的,或者左心室是如何以及通过什么方式从主静脉中吸收血液的。这一事实可以用盖仑的话来证实,在论述静脉的起源、用途以及血液的调制时,盖仑不同意埃拉西斯特拉图斯的观点,盖仑写道:"你会说,结果就是这样,血液在肝脏中制备得当,然后被运送到心脏成为适当的形式并且变得完美;这样说并非没有理由,因为没有一件巨大而完美的工作可以一蹴而就,或者通过一个器官就能最终完成。但是如果真是这样,请给我们展示另一血管,它可以从心脏中吸收完备的血液,并将血液分散,如同动脉将元气分布到全身各部位一样。"①这仍然不是一种很合理的观点,实际上,盖仑除了未能发现血液运输的真正方式外,也未能发现将血液从心脏送到身体大部分的血管。

但是假如有人相信埃拉西斯特拉图斯的见解和我们现在坚持的观点,即大动脉是将血液从心脏运输到身体各个部分的血管——盖仑曾经(有保留地)同意这种观点,我不知道最聪慧最博学的人〔即盖仑〕将作何回答? 如果他〔指盖仑〕说动脉运输的是元气而不是血液,他实际上是完全赞同埃拉西斯特拉图斯的观点,埃拉西斯特拉图斯猜想动脉中只含元气;但是这样的话,盖仑就会自相矛盾,否认自己猛烈攻击埃拉西斯特拉图斯的话,也就是说,盖仑认为动脉中所含的物质是血液,而不是元气。实际上,盖仑不仅用强有力的论据而且用实验证实过这一点。

但是,如果天才的盖仑在这里如同他在其他地方一样地承认"身体中所有的动脉来自大动脉,并且由此起源于心脏,所有这些血管包含并携带血液。位于大动脉孔的三个半月瓣阻止了血液流回心脏,大自然若不是出于重要的目的,绝不会使三个半月瓣与大动脉孔相连"。我认为,假如这位医学之父承认所有这些事实(我引述了他自己的话),我不明白他怎么能够否认大动脉是携带血液的主要血管。当大动脉发育完备时,便自心脏将血液分布到身体的所有部分。或者盖仑因为未能搞清楚血液从

---

① 《论希波克拉底和柏拉图的学说》(*De Placitis Hippocratis et Platonis*),Ⅵ。

静脉转运到动脉的途径,结果,正如我曾说过的那样,因为未能搞清楚心脏与肺的直接联系,所以像所有追随他的人一样,包括现在的一些追随者,他大概一直犹豫不决?不少解剖学家对于心肺关系这一难题迷惑不解,他们在解剖中发现,肺动脉和左心室中充满了稠黑凝滞的血液,显然他们不得不承认血液是通过透过心脏间壁从右心室到达左心室的。不过我早就反驳过这一胡思乱想。血液必定备有一条新的途径并且已经开通,而且一旦发现了这条途径,我相信,但凡有经验的人都不难承认我提出的关于心脏和动脉搏动的观点,即关于血液从静脉到动脉的途径以及血液通过这些血管分布到全身的观点。

第六章

血液从大静脉到动脉或
从右心室到左心室的途径

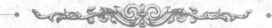

一般说来，可以断定在大多数动物中，存
在一个开放的通路，血液沿着这一通路通过
心窦或心腔从静脉传到动脉。

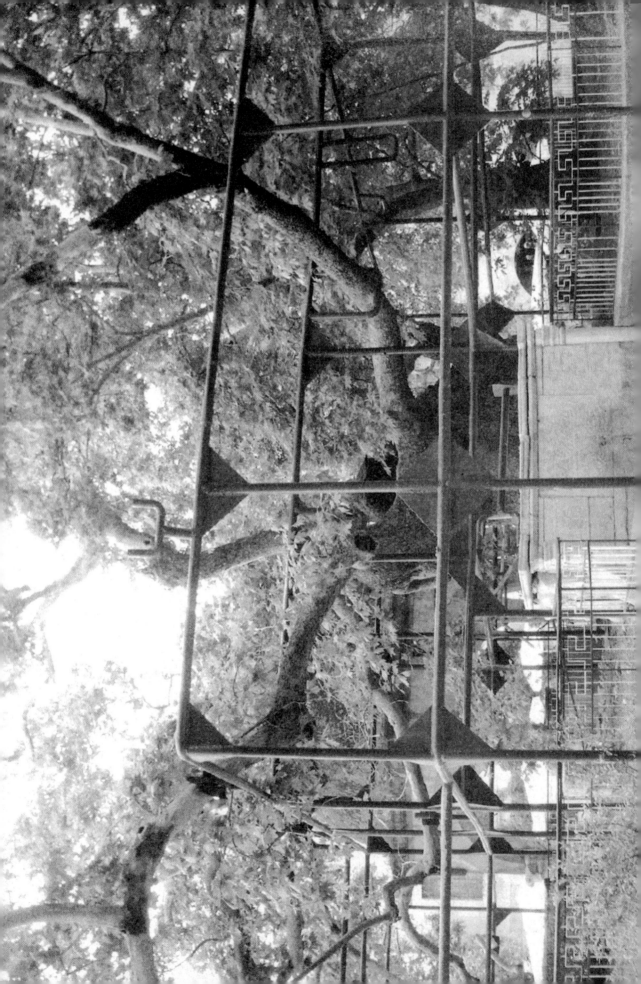

第六章 血液从大静脉到动脉或从右心室到左心室的途径

由于大多数解剖学家将他们的研究局限于人体,而且是尸体,所以心肺之间的密切关系——这在人体当中是非常明显的,可能是人们提出错误观点的原因。他们未能正确地通过对部分动物的了解来提出正确的见解。他们这种做法,恰似一个人仅研究一个国家,就提出一种具有普遍意义的政体,或者如同一个人只认识一块土地的性质,便幻想他已经掌握了农业科学,或者像一个人根据一个特殊的前提而提出了一般的结论一样。

假如解剖学家像他们精通人体解剖那样精通低等动物的解剖,那么,我认为曾使他们困惑不解的问题便会化为乌有。

首先,在鱼类中,心脏只含一个心室,并且没有肺,这是显而易见的。在鱼类中,位于心脏基部的囊类似于人类中的心房,它把大量血液传到心脏,进而,心脏显然是通过一个管腔或者动脉或者类似动脉的血管运输血液;这些事实可以通过直观分析和对血管的解剖来证实,届时可以看到血液因为心脏的每一次搏动而喷出。

同样不难证实的是,在那些心脏中只有一个心室的动物中,如蟾蜍、蛙和蜥蜴,虽然它们在一定程度上具有肺,就像它们具有声音一样(我多次观察到这些动物的精巧的肺结构及其附属结构,然而我在这里不能多做介绍),但对这些动物的解剖表明,这些动物以与高等动物相同的方式——即通过心脏的作用——将血液从静脉运到动脉。实际上,这一途径是显而易见的,对此没有什么可以值得犹豫疑惑的。因为在这些动物中,其心脏就像人类的心脏间壁裂开或两个心室变成一个;因此我认为,正是通过这一途径血液可以从静脉运到动脉。

◀ 在希腊科斯岛上的希波克拉底之树

没有肺的动物不少于具有肺的动物，同样，只有一个心室的动物并不少于具有两个心室的动物，因此我们可以得出结论：一般说来，可以断定在大多数动物中，存在一个开放的通路，血液沿着这一通路通过心窦或心腔从静脉传到动脉。

然而我曾慎重地考虑过，进一步地想，通过具有肺的动物的胚胎，会更清楚地搞明白一些事情。在这些动物的胚胎中，有四条血管与心脏相连，即大静脉、肺动脉、肺静脉和大动脉，它们的连接与成体中的连接不同，每一个解剖学家都完全明白这一事实。通过侧向的交叉合流，大静脉与肺静脉首次接触结合，这发生在大静脉与右心室接口之前，或脱离冠状静脉之后，位置略高于肝脏。大静脉与肺静脉接合处呈一较大的椭圆形孔状，连接着大静脉和肺静脉。这样大量血液可以自由地通过这一孔从大静脉注入肺静脉和左心房，并经由左心房流入左心室。而且，在椭圆孔的肺静脉处，有一薄而硬的膜，使孔不能完全张开，当膜扩张时能盖住孔。在成体中，该膜堵住椭圆孔，附着在孔的四周，最后，关闭时几乎完全切断出孔的通路。在胎儿中这个膜的构造相当精巧，很松弛，连通了心脏与肺，为流出大静脉的血流提供了一个通道，同时阻止了血液流回大静脉。简而言之，所有这些使我们相信，在胎儿中，血流肯定是不断地通过这个孔从大静脉流进肺静脉中的，再从肺静脉流入左心房，而且一旦进入左心房，血液便不能回流了。

另一个结合与肺动脉有关。当肺动脉离开右心室后分成两个血管时，这一结合开始有成效。这样好像除了已有的两个动脉外，又多出一支动脉管，它从肺动脉侧生出后，连接到大动脉上。因此，在胚胎中，好像从心脏生出两个大动脉，或两个大动脉的基部。胎儿出生后，这两支脉管渐渐缩小，最后，像婴儿的脐血管一样，完全萎缩并脱去。

这一动脉管没有膜或瓣按不同的方向导流血液，因为在肺动脉的基部——胚胎中这支脉管延长的位置，有三个半月瓣由里向外露出，无法阻止血液的流出，即无法阻止血液从右心室流入肺动脉和大动脉，不过这三个半月瓣阻止大动脉或肺部血管中的血液回流到右心室。三个半月瓣及时关闭，为胚胎中任何血液的回流设置了障碍。因此有理由相信，当心脏收缩时，血液是从右心室向连通大动脉的血管或通道中挤出的。

有关两大交叉通道的普遍认识，即认为它们的存在是为了营养肺部，是不正确的，站不住脚的。因为在成体中，这两大交叉通道是关闭的、无用的、愈合的，尽管肺部为了发热和运动的缘故，必需大量的营养。同样，认为胚胎中的心脏不搏动，既不起作用也不活动，因此造物主不得不利用两大交叉通道来营养肺，这种观点也是不正确的，站不住脚的。这显然是错误的，因为只要观察一下孵化的卵，以及刚从子宫中取出的胚胎，就可以发现，胚胎中的心脏也运动，完全像成体中的一样，造物主无需这样做。我多次看到胚胎中的心脏运动，同样亚里士多德也可以证实这一点。他说过："在心脏的发育中，搏动是存在的，从一开始就表现了出来，我们通过活体动物的解剖，通过卵中雏鸡的形成，就可以了解这一点。"①但是我们进一步观察会发现，这条通道无疑不仅在出生之前就存在了。正如一般的解剖学家描述的那样，在出生后几个月，甚至几年中都依然存在着这条通道，但并非在生命的全过程中一直存在着，例如在鹅、鸬和许多鸟类及许多小动物中。或许就是因为这个现象，波塔鲁斯认为他发现了血液从大静脉流入心脏左心室的一条新通道。我承认当我在家中的一只成年大老鼠中发现这一现象时，最初也得出了类似的结论。

由此可见，在人类胚胎中，在这一通道没有关闭的那些动物的胚胎中，会发生同样的事情，即由于心脏自身运动而挤出的血液，通过明显开放的通道，通过心室之间的空腔，从大静脉流入

---

① 《论精神》，5（一部伪称亚里士多德的著作）。

主动脉。右心室接受来自心房的血液，并且通过肺动脉及其延长部分，即小的动脉管，流入主动脉。左心室以同样的方式，通过左心房的收缩而充入血液，左心房通过椭圆孔接受来自大静脉中的血液，并且进行收缩，通过主动脉的基部，将血液挤到主动脉的血管中。

结果在胚胎中，当肺部仍处于不活动状态，没有显示出什么功能，好像不存在似的无运动时，造物主使两个心室起了一个心室的作用来运输血液。那些具有肺但该器官还无作用的动物的胚胎状况，就像那些没有肺的动物的胚胎状况一样。

所以在胎儿中，心脏显然通过自身的收缩将血液从大静脉转运到主动脉中，而且转运的途径也很明显，就好像成年人的两个心室由于没有间壁而相通一样。因为我们发现，大部分动物在其存在的一定时期，血液通过心脏的运行途径是很明显的，所以我们仍在探索为何在一些生物中，即热血动物，以及包括成年人在内，是否通过肺也能运输血液，对这一问题我们还不能下结论。在这些动物中，包括人，在胚胎中的某一时期，肺是没有功能的。造物主采用了上面描述过的途径，也就是说，造物主不得不采用通过肺的途径，换句话说，造物主应该关闭她以前在胎儿中用过、而且在其他动物中依然使用的开放途径，这是否更好（造物主总是利用最好的途径）。造物主不但开启了新的血液通道，而且关闭了以前存在过的通道。

现在我们来讨论中心问题。探讨血液从大静脉流到左心室和肺静脉的人，假如他们通过解剖来寻求发现为什么造物主在体积较大的动物和更完善成熟的动物中选择了使血液滤过肺的柔软组织，而不是选择直接显著的途径——因为我想除此之外没有其他的血液运行途径或模式——的原因，他们会发现因为这是最佳途径。这必然是因为较大而且更完善的动物是热血动物，这些动物成熟后，体内的热度增加，我可以说。体内在燃烧，需要湿润或降低热度，所以血液要流经肺，这样血液可以被吸入的空气降温,不至使血液过热,这样血液便可以冷却。但是要确定这些,并且令人满意地加以解释,就要设想肺的功能和肺存在的目的了。关于这些问题,关于呼吸,关于空气的必要性和用途等,以及关于动物体中与这些变化相关的各种问题,虽然我已经做了大量的观察,但是我不愿远离我现在的目的,即讨论心脏的用途和运动,以免被人指责在说题外话,而且要说明那些问题,确实不复杂,应该舍弃,将来方便时,我将在另一部论著中论述这方面的问题。现在言归正传,我接着讨论尚待证明的问题,即在更完善的成体热血动物中,以及在人类中,血液通过肺动脉从右心室流到肺,然后通过肺静脉流入左心房,再流入左心室。首先,我将指明血液就是这样运行的,然后我会用事实证明这一点。

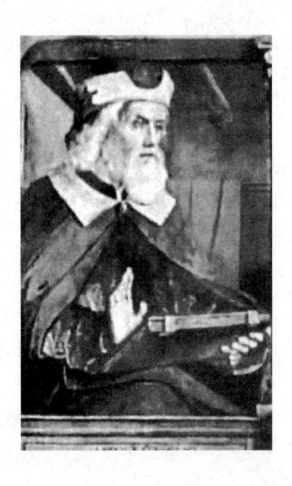

第七章

血液从右心室通过肺
进入肺静脉和左心室

右心室的搏动促使来自大静脉的血液通过肺脏进入左心室的空腔。因此，在这一点上，可以说右心室是为肺而造的，为了使运输的血液通过肺部，而不是为了营养作用。

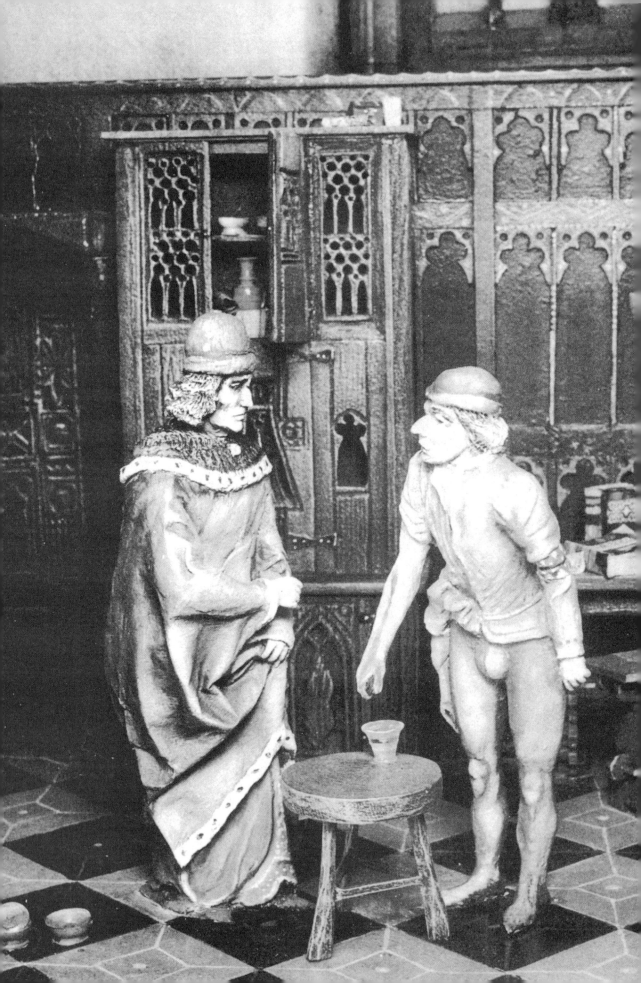

　　这是可能的,而且畅通无阻。显然,我们只要回想一下水透过地层而成为泉水和溪水的方式,或当我们设想一下水透过皮肤或尿液透过肾脏的脏体,就可以了。众所周知,凡饮用过矿泉水或帕多瓦境内拉马多纳河水的人,或者饮用过含酸的水或含盐的自然水的人,或者就是喝下一加仑水的人,所喝的水在一两个小时内便成为尿液。这么多的液体必定经过了短时间的调制,液体肯定流经肝脏(人们承认我们食物中的浆汁在一天中两次经过肝脏),液体肯定流经静脉,经过肾脏,经过输尿管到达膀胱。

　　有些人否认所有的血液流经肺,就像营养汁经过肝脏一样,他们提出这是不可能的。对于他们,我们愿给予诗句似的答复,他们属于那样的人,倘若赞成,则全心全意,倘若否认,则毫无余地,让他们赞成,则胆战心惊,无需他们赞成,则心安理得。

　　肝脏体是致密的,肾脏体也是一样,而肺则是由疏松的组织构成,与肾脏相比,肺脏完全像是海绵体。在肺脏中,无法施加挤压的力量。右心室的搏动使肺脏中的血液增加,右心室搏动的必然结果是促使肺内的血管和小孔张开。肺脏在呼吸时,不断地升降,这种运动的必然结果是使肺小孔和血管张开与关闭,很像海绵及具有海绵结构的部分有时缩小有时张大一样。相比之下,肝脏却一直处于静息状态,看不到肝脏的扩张和紧缩。最后,假如没人否认在人类、牛及一般的大动物中,消化过的浆汁要进入大静脉的话,可能要经过肝脏,而且正因为如此,假如继续消化的话,浆汁必须进入静脉,而进入静脉的途径仅此一条,那么为什么不认为成年人的血液途径要经过肺脏呢? 为什么我们不像技术精湛学识渊博的哥伦坡那样,根据肺动脉的能力和结构,根据肺静脉与相关的心室中含有血液这一事实(这些血液

◀病人在接受放血疗法治病

必定来自静脉），坚持相信不存在其他的血液通过肺的途径呢？我们像哥伦坡一样，根据上述理由，根据解剖及其他证据，相信事情就是这样清晰明了的。但是，因为有些人只相信权威，我只好利用盖仑自己的话来证实我所争辩的观点，以使他们了解真理。盖仑说，血液不仅能够从肺动脉流入肺静脉，然后流入左心室，并从左心室流入通往躯体的动脉中，而且心脏的不断搏动和肺在呼吸时的运动影响了血液的流动。

众所周知，在肺动脉的管口有三个半月瓣，这三个半月瓣阻止了血液从脉管中回流到心脏的空腔中。盖仑在解释这些瓣的用途和必要性时，说道："动脉与静脉之间必定具有交叉接合的地方，在这些地方常常通过看不见的、无疑很纤细的通道运输血液和元气。假如肺动脉的管口一直张开，而造物主又发现没有什么办法关闭这种需要时再张开的管口，那么，在胸腔收缩期间，血液不太可能通过看不见的精细管口进入动脉；因为各种东西并非以同样的方式轻易地受到吸收或排出，在管口张开时，轻的东西比重的东西更容易被吸收，管口收缩时，轻的东西更容易被排出；同样，各种物质在宽的管中比在窄的管中更容易被吸收和排出。但是，当胸腔收缩、向内驱动并有力地压迫周围时，会立刻挤出肺内所含的一些元气，同时通过纤细的管口接受一部分血液；而血液却绝不能自由地通过肺动脉的大管口回流到心脏中。不过由于血液通过肺动脉大管口的回流受阻，使四周受压，这时却有一部分血液通过上面提到过的一些小管口渗入到肺静脉中。"[①]他在同一章节稍后部分又写道："胸腔愈是受到压力，就愈加有力地挤出血液，而这些膜（即半月瓣）就愈加紧密地关闭管口，使血液无法回流。"在此书第十章的前面部分，他也提到了同样的事实："如果没有这些瓣，就会有三重不便，结果血液将会毫无变化地流经狭长的路程。血液在肺舒张时流入肺部，充满了肺中的所有动脉。但是在肺收缩时，血液以潮汐的方

---

① 《论身体各部分的作用》（*De usu partium*，Ⅵ.10.）

式,或者像欧里普斯河水一样,不时地以同样的方式流来流去,形成一种往返的运动,而不太像血液了。然而,这是一种暂时的运动。但是假如这种运动出现,肺的呼吸功能就会受到影响,因此我认为不能将其视为小事一桩。"等等。接着他又说:"于是第三种不便接踵而来,对此不能轻视,这就是如果造物主不创造这些辅助性的膜,血液便会在呼吸期间回流。"他在第十一章得出结论:"它们〔瓣膜〕有一共同的用途,就是阻止血液的回流或反向的运行;然而,每一瓣膜都有一种适当的功能,一个瓣膜的功能就是从心脏中吸收物质,并且阻止其回流,另一个瓣膜的功能把物质吸收到心脏中并且阻止其流出。因为造物主无意使心脏做没意义的劳动,不能将应该流出的东西再带回来,也不会将应该流入的东西带走。因此,〔心脏〕管口共有四个,每一心室有两个:一个负责导出,另一个负责引入。"他又说:"此外,因为一个管腔只有一个外膜与心脏内部相连,而另一管腔有两个外膜,由心脏延出(这里盖仑提的是心脏的右侧,我发现在心脏的左侧也是一样),所以两个管腔形成一个储存处,一个管腔纳入血液,另一个管腔送出血液。"

这里引证了盖仑的论据,用以说明血液从大静脉通过右心室传到肺。但是我们可以很恰当地利用这些论据,只须改换一下名词,换成血液从静脉通过心脏流到动脉。盖仑这一伟大的人物——医学之父,已经清楚地指出,血液通过肺,从肺动脉流到肺静脉的细微分支,心脏的搏动,肺和胸腔的运动,促使血液这样流动;而且心脏通过心室不停地接收和挤出血液,就像是一个储存处或水池。心脏为了这一目的而具备了四组瓣膜,两组瓣膜导入血液,另外两组瓣膜导出血液,以免血液像欧里普斯河水那样,在狭小的管腔中流来流去,或流入不该流入的空腔中,或者阻碍了应该流动的部分血液,于是使心脏受到无效劳动的压力,而肺的功能也受到干扰[①]。最后,我们的结论是,血液通过肺部明显的多孔结构,不断地从右心室流向左心室,从静脉流向主动脉,而且血液不停地通过肺动脉从右心室流到肺部,血液以同样的方式,不断地从肺流到左心室。从前文所述以及瓣膜的位置就可以看出,血液别无选择只有这样连续地流动。因为血液不断地流到右心室,又不断地从左心室流出,血液这样的流动方式是显而易见的,也是可以推导出来的,所以血液除了从大静脉流入主动脉外,不可能有其他的途径。

结果,解剖清晰地表明了大量的动物(实际上是所有动物)在成熟时所发生的现象,显示了成体中确实发生的事情。这也可以从盖仑就这一问题所说的话中得到证实,只是在解剖中发现血液流经明显开放的途径,而按照盖仑的说法,血液流经肺中不明显的小孔和细微的血管。由此可见,虽然一个心室,比如说左心室,可以将血液分布到全身,而且在没有肺的动物中,左心室导引血液流出大静脉,但是尽管如此,造物主既然决定使血液滤过肺,她就不得不增加一个心室——右心室。右心室的搏动促使来自大静脉的血液通过肺脏进入左心室的空腔。因此,在这一点上,可以说右心室是为肺而造的,为了使运输的血液通过肺部,而不是为了营养作用。因此,认为肺脏甚至比具有很纯物质的大脑或质地明净结构精细的眼睛需要更多的营养,需要直接来自右心室的许多更纯更有活力的营养,这是不合理的,即使心室本身的肌肉,也是由冠状动脉提供营养的。

---

① 见博学的霍夫曼(Hofman)为盖仑《论身体各部分的作用》的第六册所写的评论,我写完了此书的前几部分才看到这部书。

第八章

从静脉流经心脏流至动脉的血量；
以及血液的循环运行

血管是运输血液的导管和管腔。有两种
导管和管腔，大静脉和主动脉，但不能因此而
像亚里士多德那样认为身体分为两个部分。
大静脉和主动脉只不过有不同的功能。

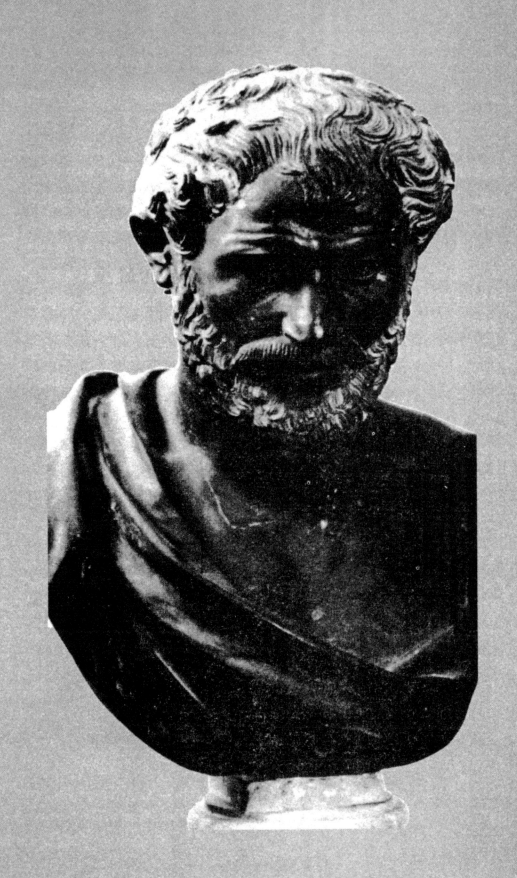

以上我所说的是血液从静脉流到动脉的途径，以及通过心脏作用血液的运行和分布方式。其中有些观点，若根据盖仑或哥伦坡的权威或者其他人的推论，是可以赞成的。不过还没有谈到的是血量和血源问题，这一问题是新颖的、前所未闻的。因此，我不仅害怕被人妒忌，而且害怕很多人把我视为敌人，因为习以为常已经成为人类的另一天性，教条一经种下便会扎下深深的根，崇尚古人是人之常情。然而事已至此，而且我信奉热爱真理，相信明智人的公正无私。坦率地说，当我分析我的资料，无论是来自活体解剖和对这些解剖的各种见解，还是来自研究心室和进出心室的脉管，研究这些脉管的对称和大小——因为造物主不会无的放矢，不会无目的的使这些脉管具有大小的形态——或者来自对瓣膜位置及结构的专门研究，以及对心脏其他部分的一般研究，还有其他资料，我经常地认真思考，运输的血量能有多大，血液流完全程需要多少时间，等等。我还发现如果血液不从动脉至静脉、进而回到心脏右侧这样的途径，那么虽然有消化过的浆汁来补充，也可能会发生一方面静脉中的血液流尽，而动脉因接受过多的血液而裂开。我想，是否有可能存在一种循环的运行。现在我发现确实如此。后来我看到，受左心室作用的驱动，血液流入动脉，然后大部分血液分布到全身，还有一些血液以同样的方式被送到肺部，即右心室将血液挤到肺动脉，血液流经静脉和大的静脉，以上文谈到的途径再回到左心室。我们可以将这种运动称作循环，正如亚里士多德所说的空气与雨水形成的表面体的循环运动一样：潮湿的大地受到太阳热度的影响，从而蒸发，水汽上升而凝结，下降后成为雨，重新湿润大地。正是由于循环运动，生物一代又一代的产生，正是由于循环系运动，正是由于太阳的出现与隐没，产生了暴风雨和

◀意大利那不勒斯国家博物馆的亚里士多德雕像

流星。

　　而且在身体上，通过血液的运行，也同样出现了循环现象，身体各部分都受到更温热、更完善、汽化的、有活力的，即我所说的滋补的血液的营养、养育而有生气。相反，血液由于与身体部分的接触，而变得冷却、凝结，也就是说，耗竭了。于是，血液又回到它的源泉，或者叫作身体中血液的家——心脏，血液在心脏中又恢复了它的完善状态。血液在心脏中恢复了流动性，接受了来自大自然的有活力的财富——这是一种生命的财富，并且含有了元气，也可以说含有了兴奋剂。于是血液又重新散布开来，而这完全是依赖于心脏的运动和作用。

　　所以，心脏是生命之源，是〔身体这个〕小宇宙中的太阳，太阳也可以称为世界的心脏。因为正是由于心脏的搏动，血液可以运行，可以完善，可以适于营养机体，可以防止腐蚀和凝结。心脏是体内的神灵，心脏行使其功能时，便会营养、哺育机体，使机体有活力。因此心脏确实是生命的基础，是机体所有活动的源泉。对于这些看法，当我们推测心脏运动的最终原因时，再作详述。

　　血管是运输血液的导管和管腔。有两种导管和管腔，大静脉和主动脉，但不能因此而像亚里士多德那样认为身体分为两个部分。大静脉和主动脉只不过有不同的功能，而且不是像人们普遍认为的那样，是由于两种血管的结构不同。正如我所说过的那样，在许多动物中，静脉与动脉的管壁厚度没有什么差别，只不过它们的作用和用途不同。静脉和动脉，在古代都被称为血管，正如盖仑所说，这不是没有理由的，因为一种血管，即动脉，把血液从心脏运到身体的大部分，另一种血管，即现在所说的静脉，将血液运回心脏。动脉从心脏运出血液，静脉将血液运回心脏，静脉含有污浊、活力耗竭的血液，已不适于营养机体，动脉运输消化过的、完善的、非常适于营养机体的液体。

第九章

证实血液循环的首要前提

　　为了防止有人说我们只是空谈，只是做出动人的陈述，而没有任何基础，只是有所创新，而没有任何依据，这里提出三个论点来证实。我想在陈述了这三个论点后，必然会有人赞成，而且大家会发现事情一目了然。

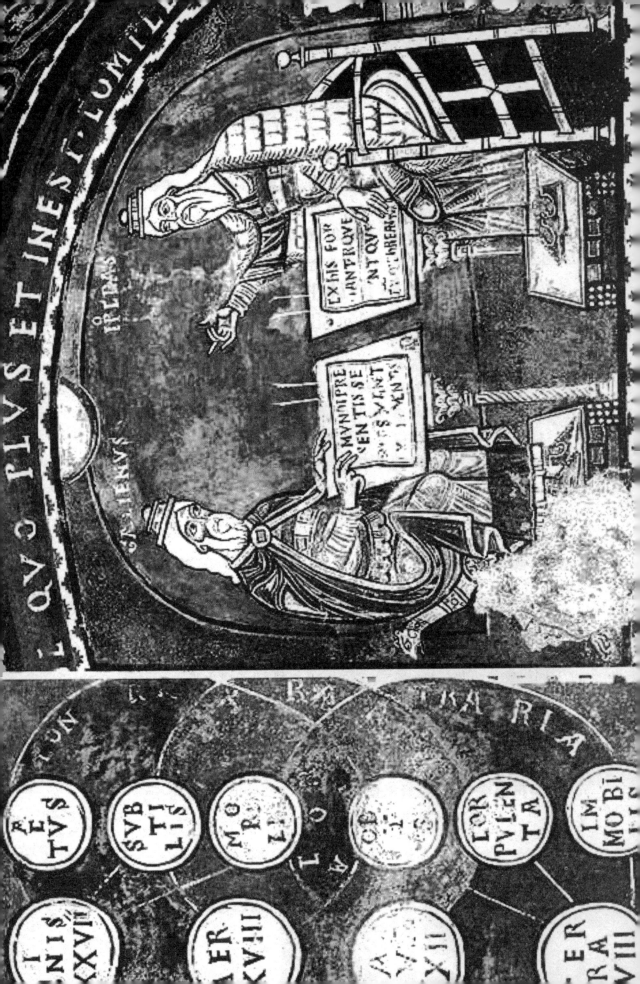

为了防止有人说我们只是空谈，只是做出动人的陈述，而没有任何基础，只是有所创新，而没有任何依据，这里提出三个论点来证实。我想在陈述了这三个论点后，必然会发有人赞成，而且大家会发现事情一目了然。第一，不断地从静脉通过心脏到动脉的血量如此之大，不可能由消化器官来提供，因此所有血液必定是以很快通过心脏器官的方式运行的。第二，受动脉搏动的影响，血液连续、均匀、不断地流进〔心脏〕，并流到身体各部位，血流量超过营养机体所需，或者超过全部血液所能够提供的量。第三，静脉同样地把血液从身体各部分运回心脏。若这三点得到了证实，我想便会清楚地表明血液是循环的、反复流动的，从心脏挤出又回到心脏，从心脏流到全身各部分，又从身体各部分流回到心脏，因而显示出一种循环的运行。

让我们假定，无论为了方便起见还是从实验上看，左心室在扩张时，可以容纳两盎司、三盎司、一盎司和半盎司的血量，我在尸体中曾经发现左心室中含有两盎司的血量。再让我们假定，心室在收缩时与心室舒张时相比血量会减少多少，以及心脏在每一次收缩时，要挤出多少血液到大动脉中——世人都知道心脏在收缩时一直在喷射出血液，其必然结果在第三章中已经证明过了，这从瓣膜的结构上可以看出来，也许比较正确的看法是，心脏在每一次收缩时，会将心脏所含血量的 1/4、1/5、1/6 或 1/8 输入动脉，也就是说，心脏在每一次搏动时挤到动脉的血量是半盎司、3/8 盎司或 1/8 盎司。由于大动脉基部瓣膜的存在，这些血液绝不会回到心脏。这样，经过半个小时，心脏可以跳动一千多次，在有些动物中是两千、三千、甚至四千次。心脏搏动的次数与喷出的血量相乘，那么将有一千五百盎司、或近五百盎

◀一幅 13 世纪的壁画上，盖仑(左)正在与"医学之父"希波克拉底(右)切磋。见于拉提龙姆的教堂。

司或与我们设想的心脏每一次搏动射出的血量有相当比例的血量,从心脏流到动脉,这已经超出全身所含的血量!同样,在羊、狗这些动物中,虽然心脏的每一次搏动只有一克多的血液流出,但是经过一个半小时后,将会有一千多克或三磅半的血液流入大动脉,但是羊和狗的身体内都不可能含有四磅的血液,这一事实我已经通过对羊的研究得到了证实。

因此,根据这一设想,我们仅仅经过推断,就可以发现,所有的血液都经过心脏,从静脉到动脉,而且以同样的方式流经肺脏。

但是应该指出,全部血液不可能在半小时内完成全部循环过程,也许要经过一个小时,或者甚至一天。不过,显而易见的是,主要是由于心脏的作用,流经心脏的血液并非全部都是由消化器官提供的,也非同时就是留在静脉中的血液。

不可能认为心脏在收缩时有时挤出血液,有时则不挤出血液,或认为心脏在收缩时在绝大多数情况下挤出血液,但在个别情况下则不挤出血液,或者挤出的很少。因为这与我们所看到推断均不相符。心脏舒张的必然结果是心室充满了血液,同样,心脏收缩中,其中的空腔就要挤出所含的血液。心脏容纳或挤出的血量并不少,因为血管并不很细,心脏的收缩频率也不小,而是很频繁,心脏容纳或挤出的血量总有一定的比例;或者是占心室中血液总量的1/3或者1/6或者1/8,所以,随着心脏的搏动,一定量的血液必然被挤出,同等量的血液必然被接纳,心室收缩时接纳血液的容量总是与心室舒张时挤出血液的容量相当。而且因为心室舒张时不可能没有容进血液,或者挤出的很少,所以心室收缩时,也不可能没有挤出血液,或者挤出的很少。而且心室舒张时容进的血量总是与心室收缩时挤出的血量相当。由此可以推断,如果人、牛或羊的心脏在每一次收缩时排出1/8盎司血液,而心脏在半个小时有一千次搏动;在这期间,将排出10磅5盎司的血液;假如心脏每一次搏动时排出2/8盎司的血液,经过半个小时,将挤出20磅10盎司的血液;假如心脏每一次搏动排出半盎司血液，经过半个小时，将排出 41 磅 8 盎司的血液；假如心脏每一次搏动排出 1 盎司血液，经过半个小时，将排出 83 磅 4 盎司的血液。所有这些血液，在半个小时内，将从静脉运输到动脉。关于通常心脏每一次搏动排出的血量，以及在一定环境下多排出或少排出的血量，我将在后面专门论述我对这一问题所做的观察。

迄今我所了解并且愿意告知大家的是：血液运行的量有时很大，有时则比较小。根据个体的体温、年龄等，根据体外和体内的环境，根据自然和非自然因素——睡眠、休息、饮食、运动、心境等，血液的循环有时进行得很快，有时进行得很慢。但是实际上，心脏的每一次搏动，即使通过心脏、肺脏的血量很少，与食物消化可能提供的血量相比，也会有大得多的血量从心脏输入到动脉及全身。简而言之，血液只有通过循环和回流才能完成其运行。

当我们考虑一下活体动物解剖中会发生的现象，这一真理便会更加明显地展示在我们的面前。无需剖开大的动脉，只需剖开小的动脉（恰如盖仑在人体中所证实的那样），不要很长的时间，只需半个小时或更少时间，全身的血液，无论是动脉中的还是静脉中的，都会流尽。屠夫们都清楚这一事实，并且可以予以证实；因为，切断牛的咽喉，也就是剖开颈部血管，经过一刻多钟，所有的血管中都没有血液了，全身的血液已经流尽。在人类的截肢和割瘤手术中，有时也会发生血液流尽的事情，而且速度很快。

即使有人提出在屠宰场屠杀动物中以及在人类的截肢手术中，静脉中流出的血量和动脉中流出的血量相同，那也是无妨的论点。而与这一观点相反的见解倒是正确的：实际上，静脉是塌陷的，没有排血的能力。而且正如我即将指出的那样，由于瓣膜的阻碍，静脉流出的血很少，而动脉射出的血很多，并且很有力，像是由注射器射出的一样。利用实验很容易在不触及静脉的情况下，只是剖开一只羊或一条狗的颈动脉，届时就会发现全身的血液，包括静脉和动脉中的血液，有力、大量而迅速地流空。

但是，正如我们已经看到的那样，动脉只有经过心脏传输的途径接纳静脉中的血液，这样，如果在心脏基部结扎大动脉，而剖开颈总动脉及其他动脉，那么无疑会发现，动脉的血液排空，而静脉中却充满了血液。

为什么我们在解剖中经常发现静脉中有大量的血液，动脉中的血液却很少，为什么右心室中的血源很多，左心室中的血液却很少呢？现在原因已经明白。大概正是因为如此，使古人相信，在动物的一生中，动脉（或这一名称所指的血管）只含有元气。这种差别的真正原因恐怕是，因为通过肺脏和心脏，没有其他连通动脉的途径，所以当动物停止呼吸，肺脏停止运动时，肺动脉中的血液无法传输到肺静脉，因此也无法传输到左心室。正如我们从胚胎的血液运行中发现的那样，由于肺脏的运动和肺内小孔的开合，血液的运行也会受到阻碍。但是在肺停止运动时，心脏并没有停止活动，心脏的寿命比肺的寿命略微长些，并且又持续搏动了一段时间，左心室和动脉继续将血液分布到身体大部分部位，并且传送到静脉，而且不从肺部接纳血液，因而左心室与相关的动脉不久才排空血液。不过仅此事实，无需用其他详细的方式，也能证实我们的观点，因为可以将这一事实归因于我们已经设想的原因。

而且事实上可以明显地发现，动脉搏动得愈频繁愈有力，身体中失血的速度就愈快。因此，在昏迷和惊悸状态中，心脏搏动的更为迟缓、无力，失血也会减少或停止。

此外，由此可见，当机体死亡之后，心脏停止搏动之时，剖开颈动脉、颈静脉或大腿动脉和静脉，不会得到全身血液的一半。如果屠夫在猛击牛的头部使之昏迷之后，在心脏停止搏动之前，忽视了切断牛的喉部，它便不能得到充分的血液。

最后，现在我们可以设想为什么没有人指出过静脉与动脉交叉汇流的目的，没有人指出过这一汇流发生在什么部位，以及如何如何发生的，为了什么目的发生的。现在我来分析一下这个问题。

第十章

第一个论点：大量的血液从静脉流到动脉，存在着血液循环，这是不可驳斥的，并且为实验所进一步证实

到现在为止，无论循环本身，还是实验与解剖，都证实了我的第一个论点，即动脉中一直充满了大量的血液，其数量远非食物所能供给，这样，血液在短时间内流遍全身，所以血液必定是循环运行的，总是回到它的出发点。

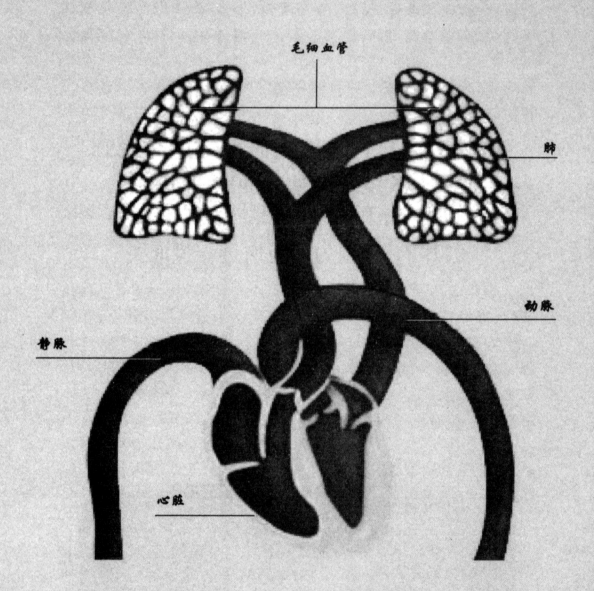

毛细血管

肺

动脉

静脉

心脏

到现在为止，无论循环本身，还是实验与解剖，都证实了我的第一个论点，即动脉中一直充满了大量的血液，其数量远非食物所能供给，这样，血液在短时间内流遍全身，所以血液必定是循环运行的，总是回到它的出发点。

但是或许有人反对，认为流动的血液虽然很多，但仍然无须循环运动，因为所有血液都可以由饮食来提供，并且引用了乳房提供丰富的乳汁来说明。例如一头母牛在一天内产生 3 加仑、4 加仑甚至 7 加仑及更多的牛奶，而一位母亲一天可以产生 2 或 3 品脱的乳汁来哺育一个或两个婴儿，这些乳汁显然肯定来自吃进的食物。我的回答是，通过计算，在一个或两个小时内，流经心脏的血量已经有这么多了，或者更多。

倘若有人仍不信服，他会坚持认为，当一条动脉剖开时，便成了非自然状态，即露开了，于是有血液涌出，如果机体健康，未受损坏，没有裂口，便不会发生这样的事；而且，当动脉中充满血液时，若在自然状态时，如此多的血液不可能在短时间内通过心脏，也没有必要循环。对于这些观点可以做如下答复：通过已经做出的计算和已列的理由，可以看出，机体处于健康和自然状态时，心脏舒张时包含的血量与心脏收缩时的血量一样多，而且在心脏的每一次搏动中，一般也要流出这么多的血量。

但是在蛇和一些鱼中，如果你扎紧心脏下面的静脉，你将会发现，心脏与结扎处之间的血液很快便流尽了；所以，除非你否认所看到的现象，否则你就必须承认血液是回流心脏的。在我讨论我的第二个论点时，事情同样也是显而易见的。

现在让我用一个例子来作为结论，证实我前面所说的观点，通过这个例子，任何人只要亲眼证明一下，便可以信服了。

如果剖开一条活蛇，将会看到它的心脏平缓而清晰地跳动，

◀肺循环示意图

在一个多小时的时间里，蛇的心脏会像蠕虫一样运动，长度收缩（因为蛇的心脏呈长圆形），挤出血液。心脏在收缩时颜色淡白，舒张时颜色较红；我上述的一切事情几乎都可以看到，只不过发生得较慢，但是很清晰。所以说我坚持的真理是成立的。下面这些，可以观察到比中午的太阳还要清楚：大静脉在心脏的底部通入心脏，动脉在心脏的上部发出。如果用镊子或用大拇指和食指夹紧心脏下部与心脏相通的血管，血液通道便被阻断，你会发现，手指夹住的静脉处与心脏之间的静脉中的血液很快排空，这些血液是在心脏的活动下排空的。同时，心脏将变成白色，即使在舒张时，也比正常情况下的颜色要白，而且心脏也比最初的小，原因是缺乏血液。进而，心脏的跳动越来越缓慢，于是到了最后，像是濒临死亡的一样。但是一旦松开夹住的静脉，心脏的颜色、大小很快就恢复了原样。

相比之下，如果压住或夹紧动脉，你将会发现，在结扎处与心脏之间以及心脏本身，会变得异常膨大，颜色也变成深紫色或者甚至青黑色，最后，充进的血液很多，会使人相信心脏已经充满了。如果松开结扎，一切都很快恢复了原来的状态，包括心脏的颜色、大小、跳动等。

这里，我们看到了两种死亡，因缺乏足够的血液而死亡和因血液过多而窒息。现在你们已经看到了两种情况的例子，你们可以用你们的心灵和眼睛来看待我所坚持的真理了。

第十一章

第二个论点的证实

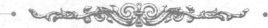

血液显然从此处流向彼处，从中心流向四周，又从四周流回到中心。最后，根据计算和前面提到过的因素，显然血液不可能全由消化食物提供，也不可能是专与营养机体相关的。

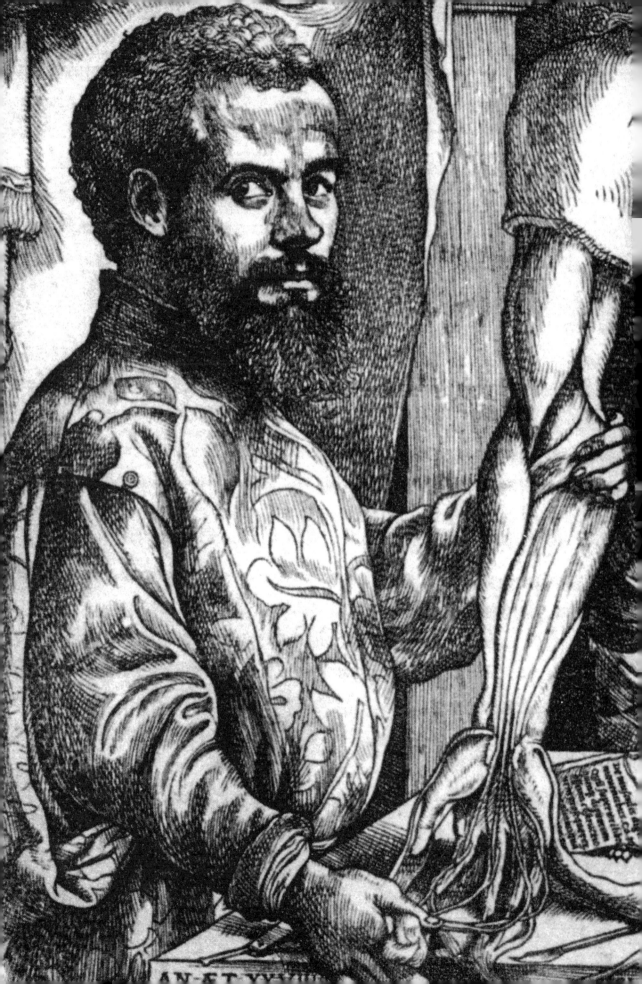

对于任何人来说，第二个论点可能是更加清楚的。我在这里引用一些实验，通过这些实验可以清晰地看到，血液通过动脉流向肢体，通过静脉流回心脏，动脉是运输心脏血液的血管，静脉是将血液运回心脏的血管。在身体的四肢及其他顶端部分，血液或者通过交叉汇流处从动脉流到静脉，或者通过肌肉的孔隙间接地从动脉流到静脉，就像已经提到的血液通过肺的通道那样。因此，血液显然从此处流向彼处，从中心流向四周，又从四周流回到中心。最后，根据计算和前面提到过的因素，显然血液不可能全由消化的食物提供，也不可能是专与营养机体相关的。

这一点通过结扎或所谓的抽血也可以看清楚。故且不考虑结扎所引起的身体发热、疼痛或衰弱，不考虑由此产生的其他结果。但是也可以解释结扎血管在医学方面的用途及益处，以及结扎如何抑制流血，产生流血的原理，结扎如何引起溃烂或者更加严重的腐坏；以及结扎在动物阉割中的作用和在切除肉疣、肉瘤中的作用。虽然人们都相信古人的见解，将结扎看作治疗疾病的手段，但是很少有人透彻地理解这种方法，或在治疗中真正从中得到有效的帮助。

有的结扎很紧，有的则不太紧。我认为紧的或者合适的结扎是，在肢体结扎之后，在结扎处以外的血管上感觉不到搏动。我们在截肢中利用这样的结扎控制流血，在动物的阉割及肿瘤切除中也利用这样的结扎。在动物阉割和肿瘤切除中，结扎阻止了所有的营养液和热量，我们看到睾丸及大而新鲜的肉瘤枯萎、死去，最后脱落。

我认为不太紧的结扎是，牢牢地握紧一段肢体，略微感到疼痛。用这样的方法结扎，在结扎处以外，仍能感到一定程度的动

◀ 维萨里（Andreas Vesalius, 1514—1564）

脉搏动。这样的结扎可以用作放血手术，在放血术中，用带子结扎肘的上方，但不要太紧，因此，用手指按腕部，仍能感到动脉的搏动。

现在让任何一个人在另一个人的胳膊上做实验，或者利用放血时使用的带子结扎，或者用手轻轻地抓住肢体。受试者最好是清瘦的人，具有清晰的静脉，时间最好是运动之后，这时脉搏饱满，大量的血液流向肢体，所有一切现象都是很明显的。在这种情况下将肢体握紧，紧到肢体能够承受的程度，首先可以察觉到，在结扎处以外，无论是腕部还是其他部位，都不能感到动脉的搏动；与此同时，结扎处上方的动脉随着每一次舒张而抬高外露，跳动得也更加剧烈，附近也因为充血而膨胀，血液就像要冲破阻碍而流通一样。总之，这时的动脉显得异常地充实。在这种情况下，手依然保持其自然的颜色和外形，但是过了一段时间，手的温度开始降低，实际上这是因为没有血液流入的缘故。

这样结扎一段时间后，开始放松，使结扎成为放血时的那种不太紧张的状态，将会发现手及手臂〔的血管〕又充满扩大了，静脉显得肿胀而纽结，动脉搏动了 10 或 15 下之后，将会发现手也扩大了，吸饱灌满了血液。也就是所谓由于不太紧张的结扎，没有因为疼痛、温度升高或者没有因为真空，或者是其他原因，血液便流入了。

如果把手指放在结扎带边上的动脉搏动处，在松开结扎时，便能感到血液从手指底下流过。而受试者在结扎松开时，也能明显地感到温暖或其他什么，即感到一股血流突然流经结扎处的脉管，流到手时，手也开始感到温暖，并且开始膨胀。

我们已经提到，在结扎时，结扎处上方的动脉膨大搏动，而结扎处下方的动脉却不然。因此，相比之下，在不太紧张的结扎中，我们可以感到结扎处下方——而不是上方——的静脉膨胀扩大，而这里的动脉却在缩小。只有结扎处外的血液的力量所产生的强压，可以使静脉扩张到这样的程度，并且使前臂的静脉显露出来。

　　任何一个细心的观察者，通过这一事实都可以了解到，血液通过动脉进入肢体，当动脉受到一定的压紧时，血液便无法流入肢体。手的颜色依然不变，没有血流流入，手也不胀大。但是当对动脉的紧压取消后，比如取消止血带，血液显然有力地流入，然后手又开始胀大，这时完全可以说，当动脉搏动时，便有血液流入，就像不太紧结扎时的现象一样。但是当动脉不搏动时，也就是说当进行紧的结扎时，动脉不再运输什么，动脉只是在结扎处的上方膨胀。再压紧静脉，静脉中也什么都不流动，这时显示出在结扎处下方的静脉要比结扎处上方的静脉膨胀得厉害，并且比手臂没有结扎时的静脉显得更加膨胀。

　　因而很明显，结扎阻止了静脉血液回流到结扎处上方，而且使结扎处下方的静脉处于长期膨胀状态。但是动脉在心脏的力量和搏动的作用下，尽管受到结扎的压力，依然通过体内动脉将血液运过结扎部分。紧结扎与不太紧结扎有所不同，紧结扎不仅阻止静脉中的血液流动，而且也阻止动脉的血液流动。不太紧的结扎却不能阻止运端〔指心脏〕的搏动力量，可是仍有血液挤到躯体的四肢，只是压紧静脉，则极大地阻止了血液流回心脏。

　　所以，不太紧的结扎使静脉凸出，使全手充满了血。我要问，为什么会这样呢？结扎处下方的血液来自静脉？或者通过动脉？或者通过一些隐秘的孔？血液不可能来自静脉，也不太有可能来自看不见的孔，血液必定来自动脉，关于这一点的证明已经说过。血液不可能来自静脉是显而易见的，事实上若不取消结扎，血液便不能流回心脏，而且突然所有静脉都塌陷了，静脉将所含的东西都运输到上面，同时手也恢复了自然的颜色，充入滞留的血液都消失了。

　　而且，若用不太紧结扎将谁的手臂和腕系一段时间，他的手臂结扎下方不仅变肿变青，而且变冷；当移去结扎带，他就会感到凉飕飕的东西随着回流的血液向上流动，一直流到肘腋处。我曾经想过，也许冷血回流心脏就是放血后出现昏迷的原因，甚至在强壮的被放血者中,也经常发生昏迷现象,通常是发生在结扎带解开时,也就是常说的通血的时候。

此外,当我们发现结扎处下方的静脉不断地膨大而饱满时,在远端再扎紧的话,其间的静脉会松弛,而同时动脉却不受影响。这显然表明,血液是从动脉流向静脉的,而不是从静脉流向动脉的,或者两种脉管有交叉汇流处,或者在肌肉部分或密质部分一般可以渗过血液。而且还表明,静脉与动脉之间有着密切的联系,因为在肘上端进行不太紧结扎时,〔前臂〕所有静脉都凸出。假如用柳叶刀划破其中的一条小静脉时,其他的静脉也很快皱缩,几乎同时消除了膨大状态。

这些事实可以使任何人都理解结扎所产生的有趣现象的性质,一般来说就是理解血液可能流动的途径。例如,当在肘上部做一个不太紧的结扎时,静脉受到紧压,这时血液不能流失,但这时肘下部的静脉中仍有血液流入。这是因为在心脏力量的驱动下,血液从动脉流入,使结扎处下部的静脉中充满了血液并且膨胀。事实上怎么能不是这样的呢?实际上热、痛和真空都可使血液吸入,但只是使部分静脉中充满了血液,而不会使静脉异常地膨大,不会突然急速地进入过多的血液,使肌肉破损,血管破损。很难相信并且不可证实热、疼痛或真空能造成这样的效果。

此外,没有疼痛、热或真空,有时结扎也存在着血液的流动。如果疼痛是造成血液流动的原因,当手臂的肘上部分被系住时,结扎下方的手和手指怎么能够发生膨大?手及手指的静脉为什么会扩张?结扎的压力当然阻止了血液流到手和手指,那么为什么结扎上方的静脉既不膨胀也不饱满,而且没有任何引人注意的变化,也没有充血现象呢?而这正是结扎下方的手和手指有异常变化和肿大的明显原因,随着〔心脏的〕动力,血液大量地流入,但是不能流出。

某些部位因严重受压,血液流入的道路是开放的,而血液流出的道路是关闭的,难道这不是阿维森纳所说的所有肿胀的原因？一旦血液流入，结扎下方的静脉更加饱和膨大。局部的红肿也会发生，只要越来越肿，而且没有达到极限，在红肿部位就可感到充实的脉搏，尤其是属于急症及红肿发展得非常迅速的时候。不过这是后面才讨论的问题。或者，若发生在我身上，也是由于同一原因吗？有一次我从车上摔了下来，碰到了前额，鬓角上的一条动脉立刻隆起，我感到在动脉跳动了二十次时，一个像鸡蛋那么大的瘤子突然胀起，没有感到热和疼，瘤的产生是因为在动脉附近的碰撞导致血液以异常的力量和异常快的速度流入受伤处。

现在我们理解了，为什么在放血的时候，结扎带要系在刺破处的上方，而不是下方。血液来自上方，而不是下方。系在下方的方法没有用，而且还起到了阻碍的作用。如果血液来自上方，将结扎带系在开口的上方，还能使血液更自由地流动。血液是从身体的远端静脉流到身体近端静脉的，但是血液被驱动着从肢体的动脉流入到肢体的静脉中，结扎使血液不能回流，所以静脉中充满了血液并且肿胀。而且正是因为静脉充满了血液并且膨胀，任何一条静脉如果突然被刺破，便有一定的能力将血液强有力地喷射到一定的距离。但是一旦回路打开，血液便不会再大量地流出，只不过滴出几滴。而且众所周知，放血时的结扎既不能太紧，也不能太松。太松血液无法流出，因为太松时，血液的回路没有被完全阻断；太紧的话，则血液流入的通道——动脉，也受到了阻碍。

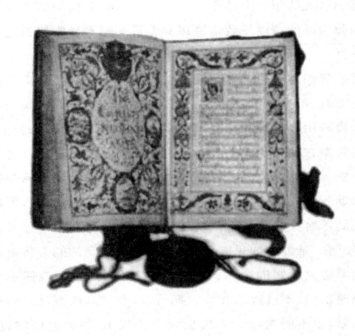

第十二章

通过证实第二个论点
而表明血液循环的存在

　　我们必须承认，第一，血液随着搏动而流出来，而且这是受结扎处下方的力的作用的；血液在力的作用下流出，这种力来自心脏的搏动和力量，血液的力量仅仅源于心脏。第二，血液的流动始于心脏，而且通过大静脉流到心脏。

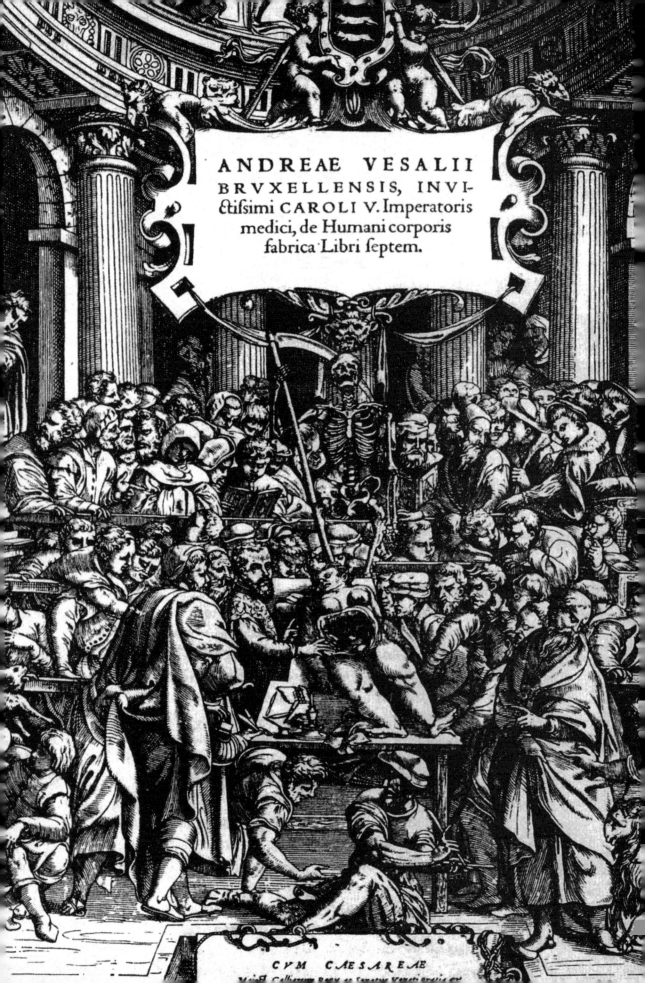

ANDREAE VESALII
BRVXELLENSIS, INVI-
ctiſsimi CAROLI V. Imperatoris
medici, de Humani corporis
fabrica Libri ſeptem.

CVM CAESAREAE

第十二章　通过证实第二个论点而表明血液循环的存在

如果事情确实如此，那么我所提到的另一个论点，即血液不断地流经心脏，也会被证实。我们已经看到，血液是从动脉流到静脉，而不是从静脉流到动脉；我们还看到，如果恰当地使用结扎，手臂的全部血液可以从上皮表面的静脉刺破处流出来。进而我们可以看到，血液的流出自由而迅速，不仅刺破前结扎处以外的手臂部分所含的血液都流了出来，而且全身的血液，包括动脉和静脉的全部血液都可以流出来。

因此我们必须承认，第一，血液随着搏动而流出来，而且这是受结扎处下方的力作用的；血液在力的作用下流出，这种力来自心脏的搏动和力量，血液的力量和流动仅仅源于心脏。第二，血液的流动始于心脏，而且通过大静脉流到心脏。血液通过动脉到达结扎下方的部分，而不是通过静脉；而且动脉在任何部位都不接受来自静脉的血液，动脉除了接受左心室的血液外，不接受任何部位的血液。除非通过心脏的推动力，否则血液不可能通过一条静脉（合适地使用一个结扎）而流出那么多，也不可能流出得那么有力、那么容易、那么迅速。

但是假如一切事情都像现在陈述的那样，我们就可以方便地计算血量，分析血液的循环运行。例如，如果有人在强行放血时，让血液以通常的方式，有力而自由地流出半个小时左右，则大部分血液会流出，头晕昏迷也会随之而来，而且无论动脉还是静脉中所含的血液都会流尽。有理由得出结论，在半个小时内，与流出的血液相同的血量也从大的静脉中通过心脏流到主动脉中。此外，假如我们能够计算通过一只手臂流出多少盎司的血液，以及在二十或三十次搏动内，在不太紧的结扎情况下，有多少血液流过，我们就会以同样的依据，估计在同样的时间内，有多少血液流经另一只手臂，有多少血液流经双腿，有多少血液流

◀**1543 年出版的《人体的构造》的扉页**

经颈部,以及多少血液流经身体的所有动脉和静脉,因为身体的
各个部分都需要提供新鲜血液。血液必定流经肺和心室,而且
必定是来自巨大的静脉。所以,我们将会发现,循环是绝对必要
的,因为这么多血液不可能立刻通过消化液来提供,而且数量上
也远远超过作为营养各部分所需要的血量。

应该承认,现在讨论的真理有时可以用其他的方法来证实。
因为如果恰当地系住手臂,恰当地刺破静脉,假如出现由于惊吓
或者其他原因而造成的昏厥状态,这样心脏的跳动便会微弱,血
液也不会自由地流出,只不过是一滴一滴地滴出而已。原因是
结扎时血液流动的阻力大于正常情况下的阻力,如果伴随的是
心脏更弱的活动,心脏挤出血液的力量就会降低,结扎带下方就
不会出现流血。此外,由于心脏的微弱和迟缓状态,血液自静脉
通过心脏的窦而流入动脉的量也不会很大。正因为如此,妇女
月经流血及其他种类的流血,都是可控的。病人克服了恐惧,恢
复了勇气,这时就会出现相反的情况,心脏的搏动增强,动脉又
开始很有力地跳动,并且将血液运过结扎处,这时在刺破静脉
时,血液涌出,成为连续不断的血流。

人类对血液循环的研究，始于对血液的认识。而人类对血液的重要性的认识，自古有之。古代血液被视为神物。古埃及人把血液看做人类灵魂的载体。罗马人认为血液可以传递能量，据说剑客们曾饮用过战死的对手的血液。

考古学家在美索不达米亚(6000年前)发现了泥版文书，上面的文字是神职人员撰写的医学文章，认为血是生命机能的源泉，肝脏作为血液的汇集中心而成为生命的大本营。因此，古代英雄们在即将进行大事活动时，用动物的肝脏来占卜吉凶。

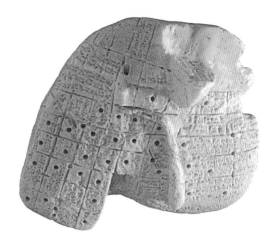

● 一个羊肝的黏土模型，用作占卜。制于公元前1830—前1530年巴比伦第一王朝时期。

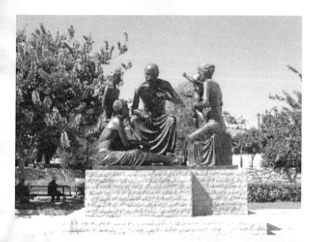

● 希腊科斯岛港口的希波克拉底雕像（正中间）。据说科斯岛是其出生地

古希腊医师希波克拉底(Hippocrates，约公元前460—前377)提出了人体的"四体液病理学说"：人体由血液、黏液、黄胆汁和黑胆汁四种体液组成。他认为脉搏是由血管运动引起的，而且血管连通心脏；认为原生的热能是生命的基本条件，当热能消失时，人也就死亡了。为了将热量维持在稳定的水平，人就必须通过器官来呼吸，通过血液进行循环，但是他对静脉和动脉未加区别。

● 科斯岛上的希波克拉底之树，大理石基座上刻有希波克拉底誓言——建立了高度的医生职业行为标准。

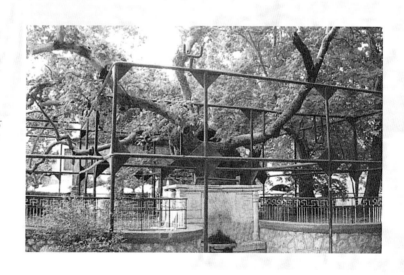

爱琴海的科斯岛上至今仍耸立着一棵巨大的希波克拉底之树，据说从公元前5世纪末开始，当地有志于医学的年轻人都要在这棵树下举行医学入门仪式，念诵著名的希波克拉底誓言。

四体液病理学说认为：人体内含有多种不同的液体，某种体液过多或不足都会引起疾病。因此，包括"医学之父"希波克拉底在内的许多古希腊医生都采用放血疗法。

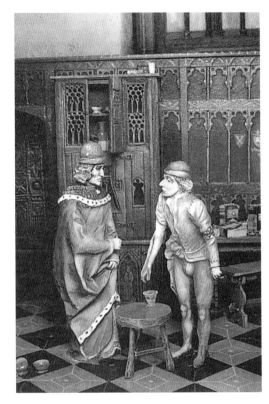

古希腊著名学者、哲学家亚里士多德（Aristotle，公元前384—前322）被誉为仅次于神的权威。他首次提出，血是在肝脏里由食物转化而来的，并通过血管送往全身，在通过大脑的地方冷却下来。他还认为人体血管内充满着空气。

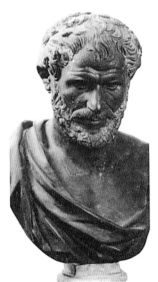

到中世纪，"放血疗法"仍在盛行。持续经历了中世纪、文艺复兴时期、启蒙运动时期。延续到第二次工业革命。中世纪的澡堂工和理发师除干自己的本行外，还施行一些受当时医生鄙视的外科小手术。如放血疗法。现代发廊门口红白相间的立柱，即代表了白色的绷带和红色的血。上图显示的是病人接受放血疗法。

● 左图是陈列在意大利那不勒斯国家博物馆的亚里士多德半身雕像

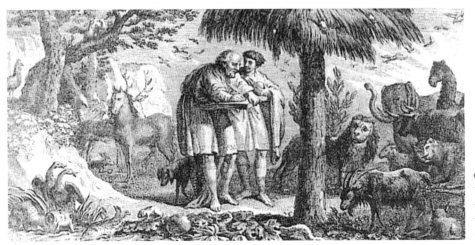

● 在这幅18世纪的版画中，亚里士多德（左一）一边专注地观察动物，一边做笔记或者画图。

古希腊医生、解剖学创始人赫罗菲拉斯（Herophilus，活跃于前300—前250）著有《论解剖学》等，在解剖人体时最早发现了血管，并第一个区别了动脉和静脉：动脉有搏动，静脉没有搏动，比希波克拉底前进了一步。赫罗菲拉斯曾用滴漏测量单位时间内人的脉搏的次数，但他没有将脉搏和心跳联系起来。右图是赫罗菲拉期用过的滴漏。

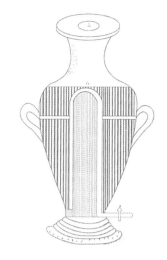

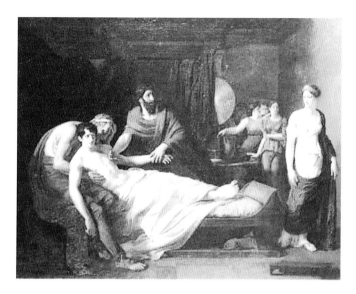

● 据说埃拉西斯特拉图斯最先注意到用脉博甄测谎言。传说当时王子安条克一世（Atiochus I Soter）与刚同国王尼科特（Nicator）结婚不久的年轻漂亮的王后斯瑞尔德娜爱斯（Stratonice）（右）坠入了爱河。王子变得消瘦而憔悴，国王以为王子得了可怕的疾病。左图是埃拉西斯特拉图斯一边与王子谈论王后的美德一边为他把脉，之后，告诉国王王子没有生病，只是试图隐藏对王后的强烈感情。

古希腊埃拉西斯特拉图斯(Erasistralus,约前304—前205)认为身体里任何组织都由静脉、动脉和神经为其服务；认为神经是空心的，输送"强健有力的精神"；动脉输送一种称为"生气和活力"的气；静脉则从心脏输送血液；第一个精确地描述心脏的半月瓣、三尖瓣和二尖瓣等结构。

古罗马医学家盖仑提出了血液运动的理论。他认为动脉输送的是血液而不是气，神经来源于大脑。把心脏分为两半的中隔上有人们肉眼看不见的小孔，血液穿流过这些小孔，从心脏右侧到心脏左侧，再流经肺部，他也错误地认为血液源源不断地在肝脏中产生，在流经全身的过程中一部分转变成组织成分，另一部分蒸发了。此后的1000多年里，人们都把他这种血液理论奉为真理。

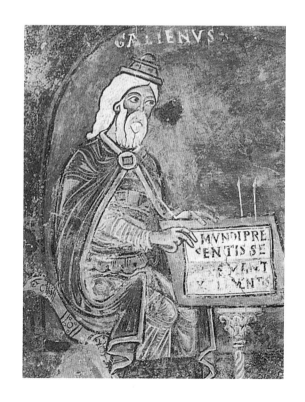

● 阿纳尼大教堂天花板壁画中的盖仑
（Claudius Galen，约129—200）画像

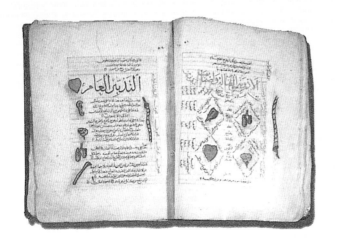

13世纪，波斯医生伊本·安纳菲斯（Ibn al-Nans，1213—1288）第一个提出血液从右心室经过肺部流向左心室的肺循环理论。对盖仑的血液运动理论进行了积极的批判：安纳菲斯发现心脏左右心室之间的隔膜上没有盖仑所设想的那种孔道，血液不可能从右心室直接流至左心室。遗憾的是他的学说在当时并未引起人们的重视，被淹没了700多年，直至1925年他的论文复制本（见左图）才在德国国家博物馆被发现。

哈维可谓生逢其时，1543年，哥白尼的《天体运行论》和维萨里的《人体的构造》这两本书的出版，拉开了近代自然科学革命的序幕：哥白尼的日心说动摇了西方人信奉了上千年的、被教会推崇的托勒密学说：曾被视为权威的盖仑的血液运动的理论也因《人体的构造》的发表而遇到了挑战。

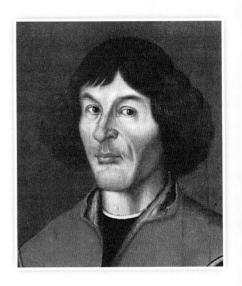

● 哥白尼（Nicolaus Copernicus，1473—1543）

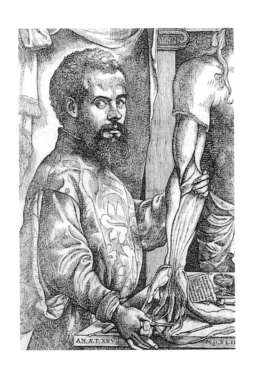

1543年，比利时医生和解剖学家安德烈·维萨里（Andreas Vesalius，1514—1564）发表了《人体的构造》，指出了盖仑解剖学中的错误，完成了对骨骼、肌腱、神经等几大系统的描述。为以后发现血液循环奠定了基础。左图是第一版《人体的构造》著作中史蒂芬·卡尔卡（Stephen Calcar）雕刻的维萨里版画。

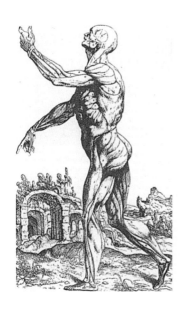

《人体的构造》是解剖史上的一座里程碑，它首次比较精确地描绘了人体结构，书中的插图及内容被后人多次复制引用。

● 右图是人体的肌肉结构图，选自《人体的构造》。

　　这本书的发表引起了当时的解剖学家和医生们的震惊，也因违反了当时流行的对人体结构的认识，引起教会的极大不满，维萨里被迫离开了他执教的所在地威尼斯来到西班牙。但教会的魔爪仍不肯放过他，20年后，西班牙宗教裁判所诬陷维萨里用活人解剖，判维萨里死罪。由于国王出面干预，教会才改判维萨里往耶路撒冷朝圣，免于死罪。在归航途中，航船遇险，年仅50岁的维萨里不幸身亡。

　　中世纪许多艺术家热衷于人体解剖。意大利著名画家莱昂纳多·达·芬奇（Leonardo da Vinci，1452—1519）曾解剖过30个不同年龄的男性和女性的尸体，其中10具尸体用于研究静脉。他认为血液对人体起着新陈代谢的作用。他绘制了冠状动脉及其走向，但是没有正确认识到分隔心脏左右部分的房室隔是否有孔道的问题。

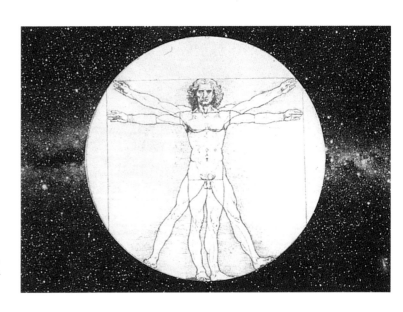

● 达·芬奇绘制的人体比例图，被称为"维特鲁威风格的男子"。被认为是世界上最标准的人体比例画图之一。

　　显然对于艺术家来说，热衷于不登大雅之堂的解剖学，目的是为了更好地表达人体之美，而这种对人体美的追求又与文艺复兴后艺术旨趣的复活有关。古希腊人向来崇尚人体的天然之美，但这种审美情趣在中世纪却遭教会禁欲思想的抑制而长久不见天日。随着希腊之魂的回归，艺术家再度发现人体之美，于是服务于绘画的解剖学成为新宠。

1553年，西班牙医生米格尔·塞尔维特（Mechael Servetus，1511—1553）重新提出"小循环"（"肺循环"）理论。这比安纳菲斯晚了3个多世纪。塞尔维特再次推翻了盖仑关于心脏中隔有筛孔的论点。由于他的观点违背了当时的宗教教义，1553年10月塞尔维特被卡尔文教派当做"异教徒"在日内瓦活活烧死，年仅42岁。右图是塞尔维特的肖像，左上方显示他被绑在火刑柱上烧死的场面。

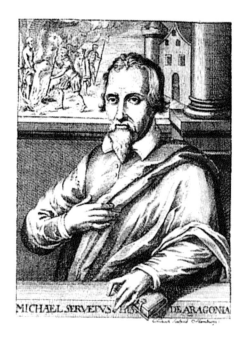

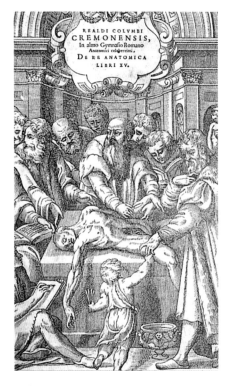

● 关于哥伦坡（Realdus Colombus，1516—1559）这幅《解剖》画(1559)表现的是一堂解剖课，老师正在进行解剖，学生在参考教科书和记笔记。

帕多瓦大学的解剖学和外科学教授哥伦坡是最早质疑盖仑的血液运动理论的学者之一，1559年他发表文章认为心脏和动脉的收缩或扩张不是同步的。并提出心脏的运动可以分为两个阶段，在放松阶段，心脏接收血液；在一个更有活力的阶段，心脏则排除接收到的血液。他认为心脏的这两种运动都是主动的，舒张比收缩更富有活力，这一见解与当时流行的观点相反。

正是这两种运动的提出推翻了原来盖仑关于血液沿一个方向流动的认识，也给哈维建立正确的血液循环理论以很大启发。

法布里修斯（1537—1619，Girolamo Fabricus）是一名出色的外科医生，著名的解剖学家和胚胎学家。1603年，出版了《论静脉的瓣膜》。第一个发现了静脉瓣的存在，但他没有洞察静脉瓣膜的存在与血液流动的方向有关。

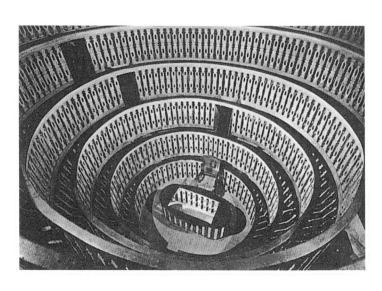

● 帕多瓦大学漏斗一样的阶梯教室，当年用做解剖教室，现已不用做教室了。有六圈座位，是法布里修斯为解剖课专门设计的。

1628年，哈维的《心血运动论》出版，书中首次详细阐述了血液循环理论，为人们充分了解生理学开辟了新途径。哈维通过动物活体解剖和实际观察，借助定量的计算和结扎等方法为血液循环提供证明。哈维发现，心脏的心室都由肌肉构成，它们像泵一样工作，把血液挤压进肺动脉，送到肺部；同时也把血液挤压进主动脉，送往身体的各个部分。正如哥伦坡所想的那样，是心脏的收缩，而不是以前所猜想的心脏的膨胀（舒张）引起动脉的搏动。

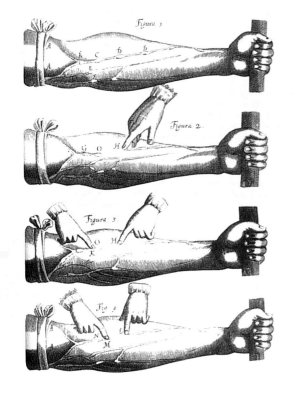

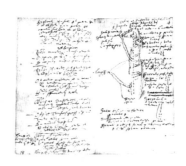

●哈维的笔记本上画着插图

左图显示哈维证明血液通过静脉返回心脏。手臂上的线条表示隆起的静脉，膨胀的点指出静脉瓣的位置。当在一个静脉瓣的上方部位挤压血液，从H挤向O，并用指尖深深地按住静脉，你将会看到没有血液从上方流过，手指尖与静脉瓣O之间的静脉将隐去，静脉瓣O上（O，G）的血管将继续扩张。血液被挤压出去，这段静脉便空了，如果接着再用另一只手的手指按住静脉瓣O上方的静脉并使劲向下挤压时，将无法将血液挤过静脉，证明了静脉瓣的功能是防止血液倒流。

在哈维的心血运动体系中，有一个关键性的事实曾是缺席的，那就是循环必定要有一个封闭的回路，而动脉与静脉的连接，依靠什么呢?哈维预言，在动脉和静脉末端，必定有一种微小的通道把两者联系起来。

1652年，丹麦医生托马斯·巴托林（1616—1680，Bartholin，Thomas）描述人体淋巴系统，捍卫哈维的血液循环理论。而他描述的淋巴系统是静脉系统的辅助部分。

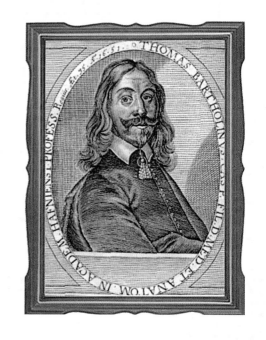

●右图是巴托林肖像

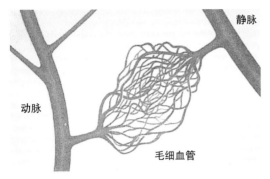

静脉

动脉

毛细血管

● 三种血管关系示意图

1661年意大利生理学家马塞罗·马尔比基（Marcello Malpighi，1628—1694），借助改进后的显微镜发现了毛细血管，最先描绘毛细血管的循环。

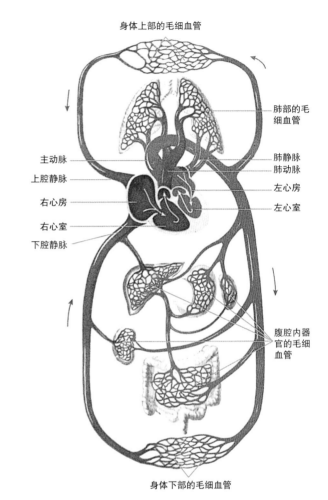

身体上部的毛细血管

肺部的毛细血管

主动脉
上腔静脉
右心房
右心室
下腔静脉

肺静脉
肺动脉
左心房
左心室

腹腔内器官的毛细血管

身体下部的毛细血管

● 根据哈维的血液循环理论和马尔比基发现的毛细血管网描绘的完整的血液循环图

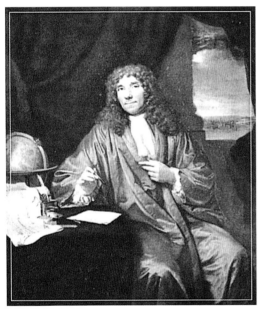

1676年列文虎克（Antonie Van Leeuwenhoek，1632—1723）证实了毛细血管连接着动脉和静脉。上图为列文虎克像（选自1695出版的著作）

至此，哈维设想的事实被证实。完整的血液循环理论完成了。

　　尽管哈维没有证明毛细血管的存在，尽管不是他首次提出血液循环的思想，也不是他首先发现了静脉瓣，但是他利用充分的证据和缜密的推理，使得血液循环理论显得十分深刻严密、无可辩驳、令人信服。彻底推翻了盖仑的心血运行体系，开创了生理学、解剖学的新时代。

　　哈维的贡献是划时代的，他的工作标志着新的生命科学的开始，属于发端于16世纪的科学革命的一个重要组成部分。由于关于心血系统的出色研究（以及关于动物生殖的研究），哈维成为与哥白尼、伽利略、牛顿等人齐名的科学革命巨匠。他的《心血运动论》一书也像《天体运行论》、《关于托勒密和哥白尼两大体系的对话》、《自然哲学之数学原理》等著作一样，成为科学革命时期以及整个科学史上极为重要的文献。

第十三章

证实第三个论点，
并且由此证明血液循环

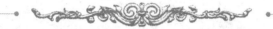

静脉瓣这样排列的效果显然是阻止了所有来自心脏或大静脉的血液运行，无论是向上流向头，还是向下流向足，或者是流向双臂，一滴血也无法通过。通过静脉瓣，阻止了血液从大的静脉流向小的静脉的所有运行……

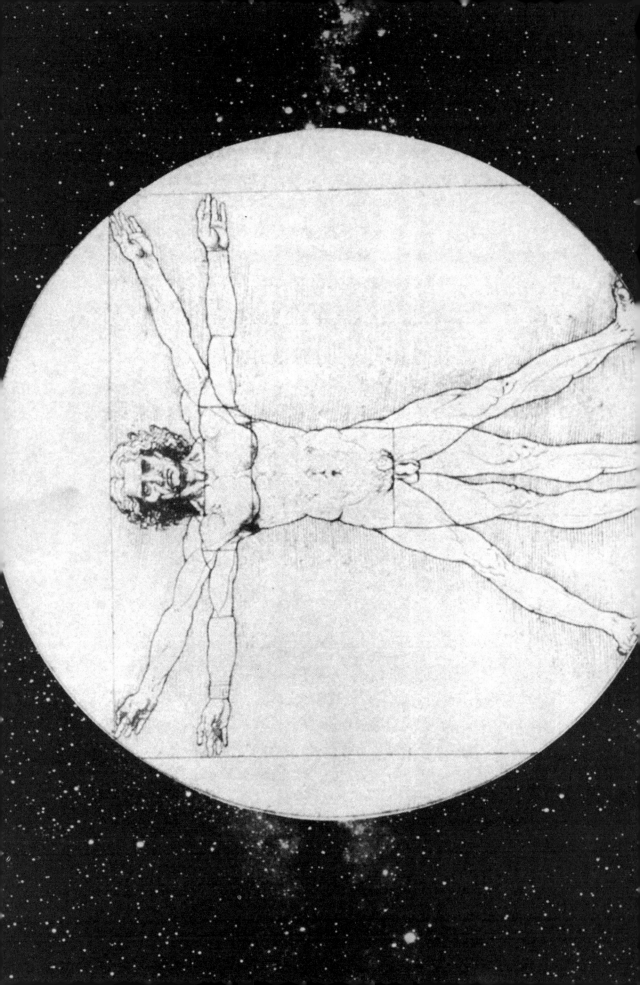

第十三章　证实第三个论点，并且由此证明血液循环

至此，我们已经讨论了身体躯干部流经心脏和肺的血量，以及在肢体及整个身体中从动脉流到静脉的血量。而且我们也解释了，血液以何种方式通过静脉从肢体流回心脏，静脉如何以及从什么途径将血液从外周带到中央部分的血管。我想三个有关血液循环的假设显得相当明晰，容易成立，而且可以让人们确信。现在，通过在静脉腔内发现的瓣膜，通过发现这些瓣膜的用途，通过可以观察的实验，完全搞清楚了其他的论点。

著名的阿夸彭登特的希隆尼缪斯·法布里修斯恰如里奥兰所称，是一位精明的解剖学家和一位可敬的老人，他和雅各布斯·希尔维斯（Jacobus Silvius）首先论述过静脉中的瓣膜，瓣膜由静脉中可以张弛的膜组成，极为精细，成半月形。这些瓣膜相距的距离不同，而且在不同的人当中，所处的位置也不一样；它们位于静脉腔边缘，朝向静脉干枝部。静脉瓣两瓣相对，或者说大部分静脉瓣两瓣相对，互相接触，而且以边缘相接触。假如什么东西要从静脉的干枝部分流向分支部分，或从大的静脉流向小的静脉，这些瓣膜便会阻挡。静脉瓣的排列是后面瓣膜的边膜对着前面瓣膜的中凹处，而前面瓣膜的边膜又对着更前面瓣膜的中凹处。

发现这些瓣膜的人并没有正确地理解这些瓣膜的用途，继他们之后的解剖学家也没有提供什么有识的新知识。通常认为这些瓣膜的重要作用是阻止血液流向身体的更低部分；由于颈静脉的瓣膜边缘下垂，因此便阻止了血液的上流，换句话说，静脉瓣并非都是朝下的，但总是朝向静脉干枝的方向，朝向心脏。我和其他人曾经在肾静脉和肠间膜中发现了静脉瓣，它们的边缘都是朝向大静脉和肝静脉的。还要说明一下，动脉中没有瓣膜，而且在狗和羊等动物中，静脉瓣存在于股静脉分支处，存在

▶ 达·芬奇绘制的人体比例图

于骶骨顶端的静脉中,存在于腰腿分叉的静脉中,这些部位并不因直立而受引力的影响。颈静脉中的静脉瓣也并非像某些人所说是为了防止中风而设的,因为睡眠时头部很容易受到颈动脉中血液的影响。并不是因为静脉瓣的存在,血液可能滞留在分支静脉、小静脉干枝或微静脉分支中。静脉瓣也不可能阻止血液流入更为开放更为明显的血管中,因为在分支静脉中没有静脉瓣,而静脉瓣中常常存在于静脉分支交叉处。静脉瓣不是因为来自身体中心的血液流动缓慢而设的,因为血液本身流动的就很慢,要从大的静脉连续地流经小的血管,要从有大量血液的源头分开,要从热的部分流向冷的部分。

但是,由于静脉瓣的存在,才使血液无法从大的静脉流向小的静脉,从而防止了小静脉的破裂和膨大;静脉瓣的存在,使血液通过静脉从肢体流向身体的中心部分,而不是沿静脉从身体的中心部分流向肢体,不过静脉瓣的精细及其朝正确方向的轻易开放,完全阻止了反向的运动。由于静脉瓣的位置及排列,所以假如血液充溢,或者没有完全被上一个静脉瓣所阻止而流入到两个静脉瓣的缝隙处,便立刻被下面的静脉瓣边膜阻挡,这个静脉瓣与上面的静脉瓣相互衔接,这样便有效地阻碍了血液的继续倒行。

我在从事静脉解剖的工作中经常发现,如果我试图将一根探针从静脉的干枝通向小的静脉分支,我会看到,由于存在静脉瓣,因此无论如何不能将探针插得太远;而相比之下,沿着相反的方向,从外向内,或者说从静脉的分支向干枝静脉或静脉基部,却很容易插进探针。在静脉的许多地方,两个瓣膜就是这样的位置,以及如此适应,以至它们在静脉中间同时升起,而且它们通过边膜的接触结合,这种结合非常精确,致使用肉眼或其他实验手段都很难发现两个静脉膜接触之间的缝隙。但是假如这时将探针从外周伸向身体的中心部分,静脉瓣便像河上的水闸一样,非常轻易地打开了。静脉瓣这样排列的效果显然是阻止了所有来自心脏或大静脉的血液运行,无论是向上流向头,还是向下流向足，或者是流向双臂，一滴血也无法通过。通过静脉瓣，阻止了血液从大的静脉流向小的静脉的所有运行，而血液却可以从肢体更小的静脉流向较大的分支静脉，在一般情况下，这是自由开放的途径。

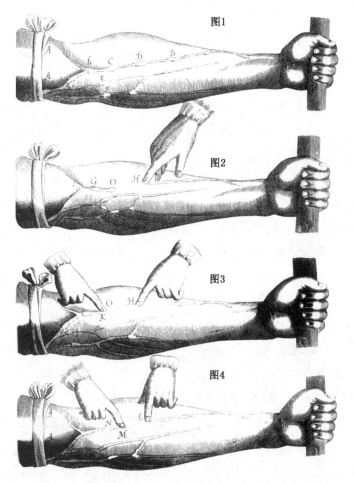

图1

图2

图3

图4

不过这一真理能够阐述得更清楚。让我们像放血时那样在肘上方将手臂系紧（图1.AA）。过以片刻，在静脉上，尤其是在劳动者的（较大）静脉上，会发现一些结成隆起（B、C、D、E、F）。这些结或隆起不仅存在于静脉分支处（E、F），而且也存在于静脉不分支处（C、D）。这些结或隆起是由静脉瓣形成的，是静脉瓣的外在表现。现在假如在一个静脉瓣的上方部位挤压血液，

从 H 挤向 O（图 2），并用指尖深深地按住静脉，你将会看到没有血液从上方流过，手指尖与静脉瓣 O 之间的静脉将隐去，静脉瓣 O 上（O、G）的血管将持续扩张。血液被挤压出去，这段静脉便空了。如果你现在使用另一只手的手指按住静脉瓣 O 上方的静脉，并向下挤压，你会发现，你无法将血液挤过静脉。不过，当你再使劲挤压时，你会发现，按住静脉上方的手指与静脉瓣之间的静脉会更加膨胀，而静脉瓣以下的静脉部分则依然是空的（图 3，H、O）。

所以，静脉瓣在静脉中的功能显然就像我们在主动脉和肺动脉起点处所看到的三个半月瓣的功能一样，是为了防止流过的血液倒流。

此外，依然缚紧手臂，使静脉显得饱满膨胀，假如你用指尖挤压静脉中的某一部位（图 4，L），然后用另一只手的手指将血液上挤到另一个静脉瓣处，你会发现静脉的 N 段依然是空的，血液不能回流，很像我们在图 2 中已经看到的情况。但是松开先用的手指（图 2，H；图 4，L），来自下方的血液立刻充满了静脉，手臂的 D、C 部位又恢复了图 1 所示的状态。因此，很明显的是，静脉中血管中的血液从下端或更远端流向上端，流向心脏，而不是以相反的方向运行。虽然静脉中的一些静脉瓣并非这样完善的起作用，或者有些静脉中只有一个静脉瓣，似乎不能完全阻止血液的倒流，但是大多数的静脉瓣显然可以阻止血液倒流。而且有几处静脉中的静脉瓣不能有效地行使其功能的作用是可以忽略的，这种缺陷以排列众多的静脉瓣或相继排列的静脉瓣的有效作用用来弥补，或以其他方式来弥补。简而言之，静脉是将血液运回心脏的自由开放的通道，可以有效地阻止血液沿这条通道从心脏流出。

不过还有其他的情况应予以注意，当手臂被系紧，静脉胀起，静脉瓣显露出时，用拇指或食指压紧显露出静脉瓣的静脉，阻止来自手的血液向上流动，然后用另一只手的食指向上挤压血液，直至血液流过上方的另一静脉瓣处（图 4，N）。这时两个食指挤压处之间的血管是空的，但是将压在 L 处的食指移开片刻，来自下方的血液立刻使这段静脉充满。再用食指压住，并且以同样的方式向上挤压血液，再移开下面的食指，这段血管像以前一样扩张。重复这样做，比如说在短时间内重复一千次。这时，计算你向静脉瓣上方挤的血量，然后用一千乘以该血量，你会发现流经静脉这一段中的血量是很大的。这时我相信也确信血液是循环的，而且是快速流动的。但是假如你认为这种实验破坏了自然状态的情况——对此我表示承认，你按照同样的方式，在尽可能长的静脉之间，并且记住血液的迅速向上流动和下面血液的迅速补充，你也会得出同样的结论。

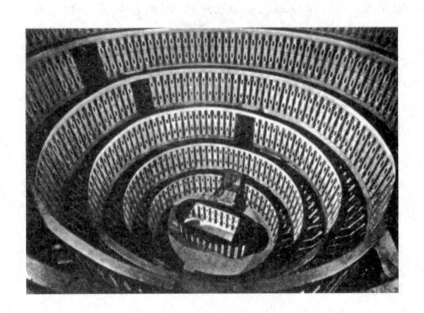

第十四章

从循环得出的结论

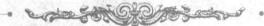

　　从血液循环得出的结论：动物体中的血液被驱动着以循环的方式不停地运行，而这就是心脏通过搏动表现出来的作用或功能，这也是心脏运动和收缩的唯一目的。

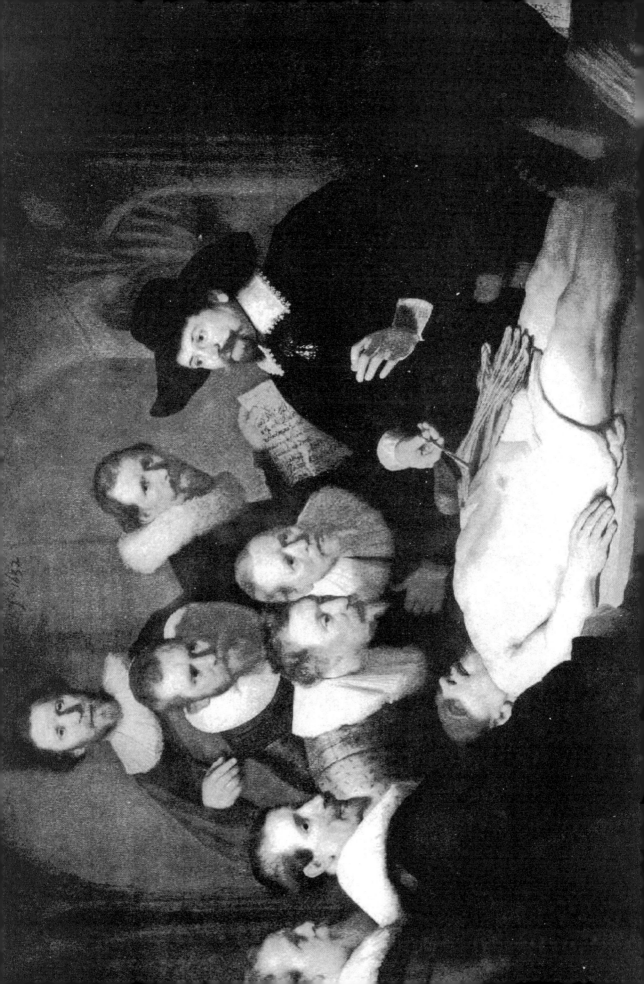

这里我愿意简明地陈述一下我的关于血液循环的观点,以供大家采纳。

无论通过推理还是通过直接演示,都表明血液通过心房和心室的作用流经肺部和心脏,并被分配到身体的各个部分,通过一定的途径流入静脉和肌肉的孔隙,然后从身体各个部分的静脉流向身体的中心,从更小的静脉流向更大的静脉,最后通过大的静脉将血液运到大静脉和心脏的右心房。这样,动脉流出的血液与静脉流回的血量是相等的,血量不可能通过消化液来补充,而且血量远远大于仅仅是营养的需求。因此,必然会得出结论:动物体中的血液被驱动着以循环的方式不停地运行,而这就是心脏通过搏动表现出来的作用或功能,这也是心脏运动和收缩的唯一目的。

___

◀荷兰画家勃朗描写中世纪学生学习解剖

___

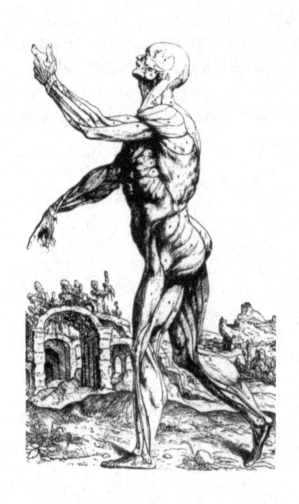

第十五章

通过或然性推理
进一步证实血液循环

血液需要运动,而且血液应该再运动回到心脏,为的是使血液能输送到远离其源头的身体各个部分,正如亚里士多德所说,血液没有运动,就会凝结。血液通过回流,得到了更新和恢复。

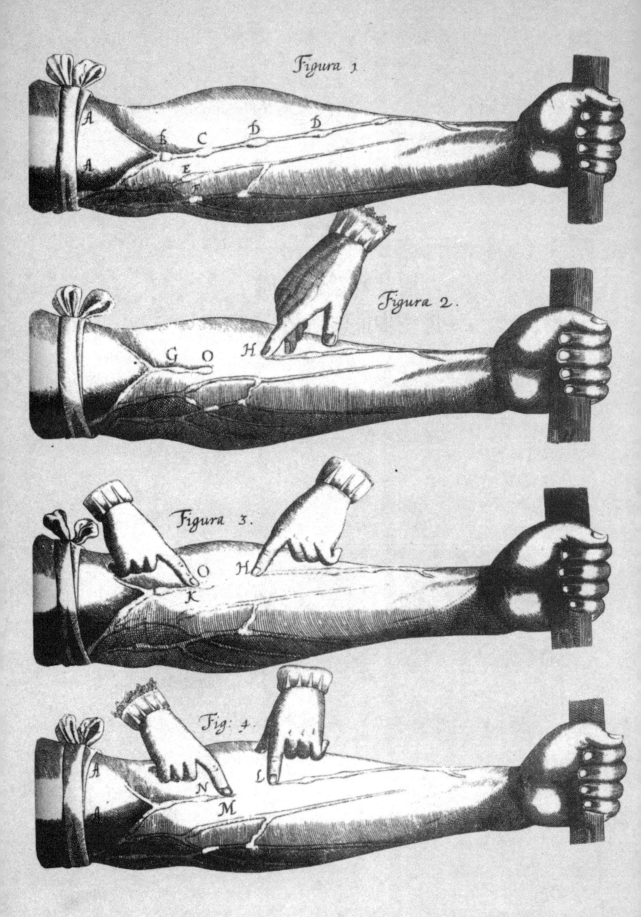

假如我现在进一步利用人们所熟悉的一些推理来表明血液循环是可信的和必然的，那不会使人感到意外。首先，死亡是缺乏热量而产生的一种腐烂[①]，而且因为所有活着的东西都是温热的，一切死了的东西都是冷的，所以必定存在一个特殊的部位和根源，一个家庭，在这里自然的抚育、自然之火的源头，得到贮存和保护。由此热和生命从源头散布到身体的各个部分，体内物质的消化、营养以及所有具备生命力的能量也都依赖于这一源头。心脏就是这一源头的部位，心脏就是生命的始基，我上文提到的一些过程，我相信没人能否认！

所以，血液需要运动，而且血液应该再运动回到心脏，为的是使血液能输送到远离其源头的身体的各个部分，正如亚里士多德所说，血液没有运动，就会凝结。我们知道，在任何情况下，血液的运动产生并且保存了热量和元气，而血液的静止则使热量与元气消失。所以血液到了身体的肢体和外周部分，便变得黏稠和凝结，元气也消失了，如同死亡状态时一样；血液迫切需要从其源头重新获得热量和元气及一切为了存在下去需要的东西，即，血液通过回流，得到了更新和恢复。

我们常常看到，因为外界的寒冷，四肢是如何战栗，鼻子、脸颊和双手是如何变蓝，以及滞留其中的血液如何像倒吊的人或尸体下半身那样显出灰暗的颜色，同时，四肢麻木，很难活动，似乎失去了活力。这时，没有什么能比从血液的源头心脏新流出的血液的热量能更有效更迅速地恢复那些部位的生命、热度和颜色了。但是，那些热量和生命几乎消失的部位如何吸收热和新鲜血液呢？除非心脏真的是血液的源头，在那里，冷却的血液

◀ 哈维关于静脉中血液流动方向的说明

---

① 亚里士多德《论年轻、生命和呼吸》，23，24。《论动物的部分》，Ⅱ.7。

恢复了生命和热度,新鲜、有热量并且注入了元气的血液由动脉输出,冷却和衰竭的身体部位才会受到驱动,恢复了曾经失去的热量,愈加枯竭的活力就受到了激发。

所以,如果未受损,身体的各个部位几乎都会恢复生命和健康。但是,如果心脏变冷,或者得了重病,那么动物的全身都必然会受损、腐烂。正如亚里士多德所说[①],如果源头受损,那么没有任何部位可以解救源头及其依赖源头的部分。顺便说一下,这大概就是忧郁、恋爱、妒忌、焦虑及其他类似的人类情感会伴随着憔悴、衰弱,或者伴随着血流不畅、消化不良,于是产生了种种疾病,消耗了人体。因为心境的影响,无论是痛苦还是喜悦,希望还是恐惧,都是一种激动的原因,会影响到心脏,使心脏的天然构造,在温度、搏动和静息方面发生了变化,从而破坏了心脏中血液的营养,降低了心脏的效应。结果,无疑会引起四肢及躯干形成各种不治之症,正如同在身体处于营养不良、热度缺乏的情况下从事体力劳动而染上的疾病一样。

此外,我们知道所有的动物都依赖体内的食物消化而生存,食物的消化和分配必定是完善的。所以,存在一个部位和贮存处,滋养品在那里得以完善,并且从那里分配到全身各个部分。这部位就是心脏,因为心脏是含有血液以供身体各部分使用的唯一器官。其他的器官只是为了特定的自身目的而接受血液,心脏也有一个供血处,通过冠状静脉和冠状动脉为了自身的特殊需要而提供血液。我这里说的供血处,是心脏的心房和心室。心脏还是具有特殊位置和构造的唯一器官,可以按比例地将血液输送到身体的各个部分,根据动物的容积决定了输送到身体各部分的血量,心脏就像准备满足要求的贮存所或源泉。

而且,像心脏这样的推动者和驱动者所具备的一定的搏动或驱动,必然影响血液的分布和运动。一是因为血液由于细微的原因,如寒冷、惊悸、恐惧等,会聚集到血液的源头,部分血液

---

① 《论动物的部分》,Ⅲ。

的聚集,就像桌上的水滴聚集到一起。二是因为血液受四肢的运动和肌肉的压迫,被迫从毛细的静脉流向更小的分支,再从这些更小的分支流向大的静脉干支。所以当血液从外周流向身体的中心,而不是以相反的方向流动时,即使没有静脉瓣也可以做到这一点。血液要是从其源头流向更细小更寒冷的血管中,要以违背其天然方向的方向运动,血液就必然需要驱动和推动力。是心脏而且只有心脏能起到这种作用,其途径和方式已经解释过了。

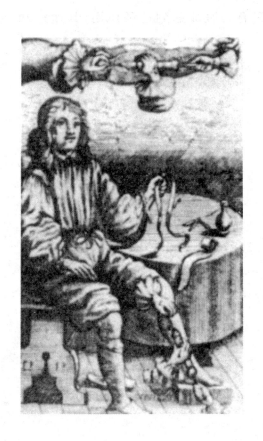

第十六章

通过一些结果进一步证实血液循环

　　因此在这里，实际上是在这一章，我只能努力论述一些特定的问题，即在心脏和动脉的解剖中发现的心脏及动脉的作用和原因。这样我才能利用我希望论证的真理来解释许多问题，进而，使我的这一真理更为明晰。

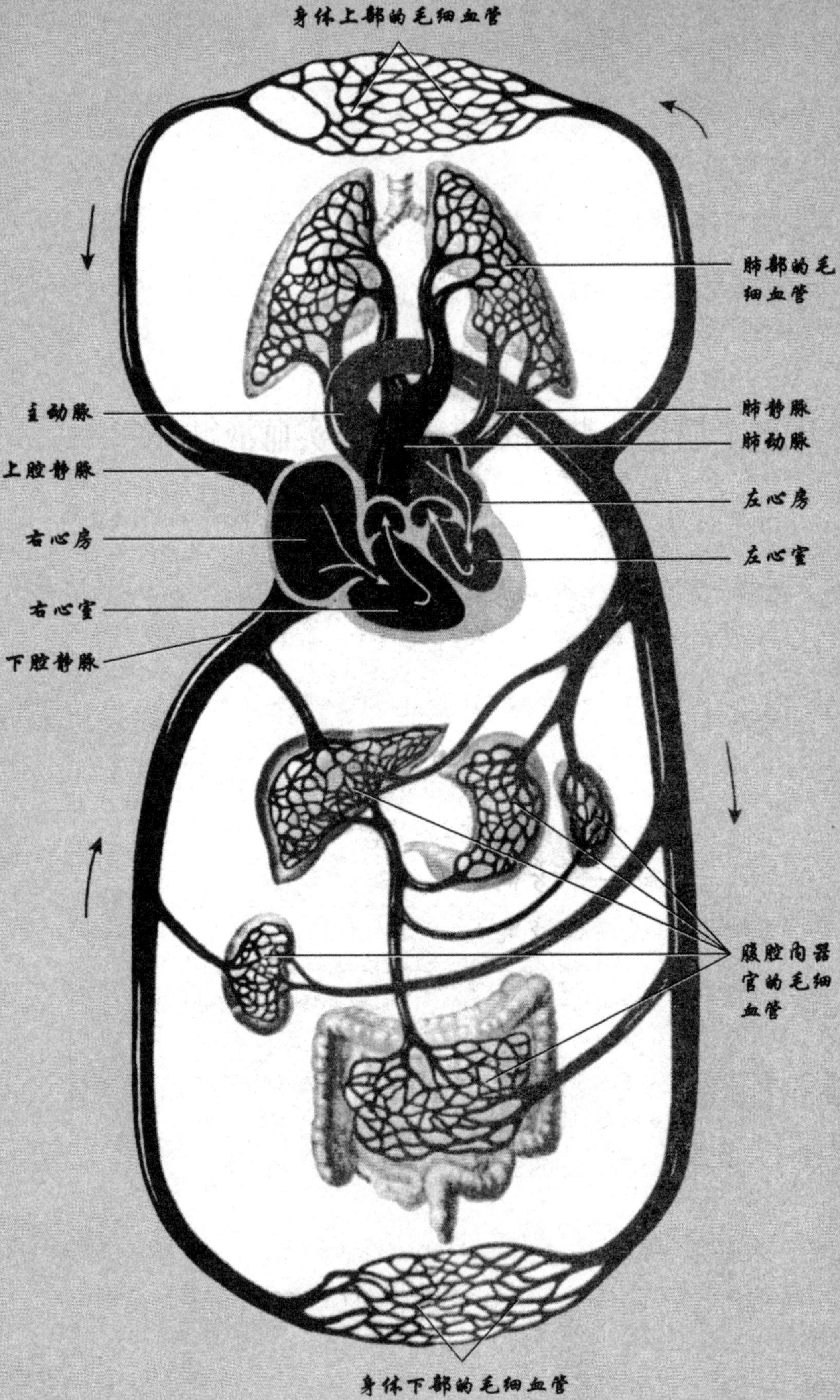

身体上部的毛细血管

肺部的毛细血管

主动脉

肺静脉
肺动脉

上腔静脉

右心房

左心房

左心室

右心室

下腔静脉

腹腔内器官的毛细血管

身体下部的毛细血管

　　依然有些现象，作为已经证实的真理的结果，若用作反推〔从结果推出原因〕，可以起到激发信念的作用。虽然对于这些现象，仍有些疑点和不明确的地方，但是应该承认，对这些现象容易指出其存在的理由和原因。这些现象涉及疾病传染、中毒、蛇和狂兽的咬伤、梅毒等。我们有时看到一个人全身都被感染了，而首先感染的部位却完好无损。有时梅毒能使肩和头感到疼痛，而生殖器却安然无恙。我们还知道，即使被狂犬咬过的伤口愈合了，但是发烧及其他严重的症状却依然存在。显然，某一部位受到侵染后，病原由回流的血液带到心脏，通过这一器官而感染了全身。

　　在间日热疾病中，病原先侵染心脏，然后往来于心肺之间，使患者呼吸急促，呼气出声，吸气费劲。由于生命的源泉受到侵害，当心脏搏动频率加快、微弱而且有些不规则时，驱动到肺部的血液变浓，难以在肺里运行（我在解剖染上这种病的患者身体时亲眼见过这一情况）。不过，随着温度的升高，病原减少，通道开通，血液运动，这时全身的体温开始升高，心脏的搏动也变得饱满有力。热病完全发作时，心脏出现异常的热度，这样的热度伴随着病原体通过动脉又传遍了全身，而且也是通过这条途径被造物主克服和消灭。

　　此外，当我们看到外用药像内用药那样起作用时，我们所讨论的真理也就得到了证实。药西瓜和芦荟可以使腹部运动，班蝥可以利尿，大蒜敷在脚掌上可以去痰，强心剂可以提神，诸如此类的例子还可以举出许多。例如我们指出，静脉通过其管口，吸收外用药并将其随血液运到体内，而不是以其他途径，或许也可能是合理的，这就像肠系膜的静脉从肠中吸收乳糜再混合到

◀ 血液循环图

血液中运输到肝脏一样。因为血液通过腹动脉进入肠系膜、上腹和下腹，从而进入肠，从肠内得到静脉所吸收的乳糜，再经过众多的分支静脉进入肝门静脉，由此进入大静脉。而这些静脉中的血液与其他静脉中的血液颜色一样，浓度一样，这一事实与众人所信奉的观念不同。我们无法设想在一个微管系统中存在着两种相反的运动——乳糜上行，而血液下行。这样的事情很难发生，必须看作是不可能的。而且这样的事情能是全能的造物主安排的吗？因为假如乳糜与血液，未经消化的物质与已经消化的物质，以相同的比例混合在一起，结果将不是消化、融合、转变、血液化，相反，因为这样液体中的成分各自活动，而且是被动的，所以成为一种混合物，成为两种物质的结合物，就像酒与水及糖掺和在一起一样。但是，当少量的乳糜与大量的循环血液结合在一起的时候，与大量的血液相比，乳糜的成分显得微乎其微，其效果也是一样，正像亚里士多德所说，就像一滴水滴入一桶酒中一样，或一滴酒滴入一桶水中一样，量多者显然不像是混合物，依然让人感觉是酒或水。在所有动物的肠间膜静脉中，我们没有发现食糜或乳糜与血液融合在一起，或者相互明显分开，而只有血液，其颜色、浓度及其他可分辨的性质依然如同一般静脉中的血液。因为仍然有少量乳糜或未消化的物质与肠间膜静脉中的血液混合，所以造物主设置了一个肝脏，在肝脏的曲折道路中，乳糜的运动受到了延迟，经历了其他的变化，以免未成熟的、粗糙的乳糜到达心脏，从而损坏生命的根源。因此在胚胎中，肝脏几乎没有用途，而是脐静脉直接连通来自肝门静脉的小孔或交叉汇流处，于是来自胎儿肠的回流血，不是通过肝脏，而是进入了上面提到的脐静脉，与胎盘中回流的天然血液混合后，直接流到心脏的。所以，在胎儿的发育中，肝脏是后形成的器官之一，我曾经看到人类胎儿中一切器官都发育完备了，甚至包括生殖器官，但很难找到肝脏。实际上在所有部分都像最初的心脏那样呈白色期间，除了在肝静脉中以外，没有红色的迹象。在这时的胚胎中，你看不到肝脏，只能看到一个不定型的集合物，就像是因静脉破裂或因受伤的影响而产生的淤血一样。

但是在孵化的鸡卵中，存在两个脐带，一个脐带来自完全连通肝脏的蛋白部分，直接连通心脏；另一个脐带出自蛋黄，终止在门静脉。雏鸡在最初显然完全借助蛋白来形成和营养，雏鸡发育完备离开蛋壳后，则依赖蛋黄，在小鸡离开蛋壳许多天以后，在它的腹部仍能发现蛋黄部分，像是别的动物中的乳汁一样。

不过这些问题最好在我讨论胚胎形成的观察中讲，届时将讨论下列一些问题：为什么这一部分最先形成或发育完备而那一部分最后形成或发育完备？以及在身体的许多部分中，哪一部分影响其他部分？还有许多专门涉及心脏的问题，如，为什么就像亚里士多德在《论动物的部分》Ⅲ中所说，以及在其他部分发育完备之前首先形成，表现出生命力、运动、活动、感觉？也有涉及血液的问题，为什么血液先于其他部分而形成？以及血液为什么具有生命力，成为动物的本原，并且表现出运动的倾向，而且显然在心脏的控制下流来流去？也有涉及动脉的问题，为什么有的动脉搏动兆示着死亡，有的则预示着恢复？在多种多样的搏动中，每种搏动的原因是什么？它们表示着什么？当然也涉及危机期间和自然状态的关键的交换；营养的交换，尤其是营养物的分布，以及各种流动液体的转换。最后，涉及医学、生理学、病理学、症候学、治疗学和各个方面，这时我想借助我已经表明的真理，我们已经放出的光芒，可以回答许多问题，可以解决许多问题，可以说明许多模糊之处。我发现这一领域太宽广了，要论述这些问题的话，不仅我的小书将会扩充为一部巨著，而且尽我的一生也不可能完全解答这些问题。

因此在这里，实际上是在这一章，我只能努力论述一些特定的问题，即在心脏和动脉的解剖中发现的心脏及动脉的作用和原因。这样我才能利用我希望论证的真理来解释许多问题，进而,使我的这一真理更为明晰。实际上我利用上文列举的所有解剖学证据来证实和说明这一真理。

在我的有关脾的用途的观察中,有一点值得在此注意一下,偶尔注意一下这个问题并不是不恰当的。从源于后冠状静脉、胃静脉和胃腹静脉的上部,有许多静脉分支和细支分布在胃上,就像肠间膜的血管分布在肠上一样。同样,有同一脾分支的下部有沿着结肠和大肠直达肛门的静脉。血液通过这些静脉回流,一方面将废液从胃中携带出来,在胃中,这些液体还是稀的、多水,并没有完全成为乳糜;另一方面,来自排泄物的浓稠而混浊的液体,与来自胃的液体一同汇入到脾分支,两种相反的混合物适当地调匀。造物主混合了这两种难以调和的液体,并且用大量的血液将其冲淡(因为当我们仔细想一下脾动脉的大小时,会发现自脾流回的血液是很多的)。这两种液体被调制得很匀后被带到肝门,这样的静脉设置使两种液体的缺陷得到了弥补。

第十七章

通过心脏结构的特点以及
通过解剖中所发现的现象
证明血液的运行和循环

在所有的动物中,我发现心脏并非都是明确可分的……每一个具有肺的动物,都有两个心室,只要有右心室,都会有左心室,但反之却不尽然。胚胎中还不存在两个心室的差别。部位不同,动脉与静脉的差别不同,心脏中还有大量的柱状物。

《希波克拉底誓言》的原文如下：

"我谨在医神阿波罗、阿斯克来皮斯，健康之神海基雅，痊愈之神巴拿西以及男女诸神之前宣誓：我决尽我之所能和判断履行此誓言。我当尊业师亲如父母，与之同甘苦，共有无；视其子女如昆季；如彼等愿从我学医，我当尽心传之以业而无需酬报与契约；对于吾子及我师之子以及凡照医法与我订约宣誓之生徒，我均将以口授、书传及其他方式尽心而传之；凡未宣誓之人，我当弗教。我决尽我之所能与判断为病人利益着想而求助之，永不存一切邪恶之念。即使受人请求，我亦决不给任何人以毒药，亦决不提此议。我决不行堕胎之术；我决定保持我之行为与职业之纯洁与神圣。我决不给膀胱结石患者行刀割之术，而听其由精于此术之匠人施之，凡我进入任何人之房舍，皆为病人之利益，决不存任何谬妄与害人之企图，更不诱使男女奴隶或自由民行污秽之事。凡我执业或社交，所见所闻，无论与我之医业有无关系，凡不应宣泄者，我当永守秘密。倘我履行此誓，始终不渝，愿神灵佑我事业永昌，以医济世，受人尊敬；倘我食言背誓，则甘受一切责罚。"

第十七章 通过心脏结构的特点以及……的运行和循环

在所有的动物中,我发现心脏并非都是明确可分的。实际上,有些动物,如植物形动物,没有心脏,这是因为这种动物是最冷血的动物,而且体积不大,组织松软,构造相同而且简单,其中如蛆、蛴螬、蚯蚓和那些产生于腐败物中并且不能保持其物种特征的植物形动物。这些动物没有心脏,也无需推动者将营养送到身体的各个部分,它们的身体是合生同质的,而且没有肢体,所以只要屈伸它们的身体,它们就可以吸收、排出、运送和转送滋养品。牡蛎、贻贝、海绵以及整个植物形动物种类都没有心脏。这些动物的整个身体都可以作心脏用,或者说,整个动物就是一个心脏。许多动物,如几乎所有的昆虫,因为身材太小,我们很难辨识身体中的各个部分;在蜜蜂、苍蝇和大黄蜂等昆虫中,借助放大镜,我们能看到搏动现象。在虱子当中,我们也能看到同样的现象,因为虱子的身体是透明的,利用放大镜,可以发现食物经过肠,像是一个黑点或色斑。

此外,在一些无血及冷血动物中,如蜗牛、峨螺、小虾和贝类中,存在着一个搏动的部位,是一种心室或心房,但没有心脏,实际上搏动时很缓慢,而且除了在一年的较热季节外,无法发现这种搏动。在这些生物中,这个部分的构造将会使之搏动,由于它们有了各种部分,或者它们的身体物质已经具有了一定的密度,因此就必须有一部分进行搏动和分布营养液,不过搏动并不经常发生,有时在天气冷的情况下就不发生,这种时有时无的搏动很好地适应了这些生物的变化不定的性质,于是这些生物有时显得像活着,有时则显得像死了,有时表现出动物的活力,有时则像是植物。入冬隐藏起来的昆虫也是这种情况,这时的昆虫就像死了一样,或者仅仅像植物那样生存着,但是在一些红血动物中,如蛙、龟、蛇、燕,是否也发现这种现象,却是值得怀疑的。

◀ 希波克拉底誓言

在所有大型的温血动物中,需要营养液的推动者,而且这一推动者要具有一定的力量。在鱼、蛇、蜥蜴、龟、蛙及其他具有心脏的动物中,都具有心房和心室,都是确切无疑的,正如亚里士多德所说的那样[①],有血动物都有心脏,营养液在心脏推动力的强有力和迅速推动下流向很远的部位,不像低等动物中只有一个心房来驱动。动物体积越大,体温越高,越完美,其血液就越丰富,血液的温度越高,所含的元气越多;而且动物的体积大、密度高的话,便需要有一个体积大、强有力而且肌肉丰富的心脏,以便能够更有力、更迅速地驱动营养液。此外,由于更完善的动物需要更完善的营养,而且需要得到大量的热量,心使滋养品可以充分消化并且尽可能地完善,所以它们需要肺和第二个心室,这样迫使营养液流经肺和第二个心室。

因此,每一个具有肺的动物其心脏都有两个心室,一个是右心室,另一个是左心室,只要有右心室,都会有左心室,但是反之却不尽然,有左心室的动物不一定都有右心室。我所称的左心室是指它具有明确的功能,不是指它所在的位置。左心室的功能主要是把血液传送到身体的各个部分,而不仅仅传送到肺部。因此,左心室似乎成了心脏的基本部分,很明显地位于心脏的中间部分,构造很精细。心脏似乎是为左心室而形成的,而右心室只是辅佐左心室的,因为右心室并没有达到心尖,也不如左心室强健,右心室壁是左心室壁的三分之一,而且连接在左心室上(正像亚里士多德所说),不过右心室能力很大,不仅向左心室提供物质,而且向肺提供滋养品。

应该指出,在胚胎中却不是这样,胚胎中还不存在两个心室的差别。两个心室就像合生的坚果,它们在各个方面几乎都一样,右心室尖达到左心室尖,心脏就像具有双尖的锥体。所以,正如上面所说,在胎儿中,血液并不经由肺从右心室流向左心室,而是通过椭圆孔和动脉血管,直接从大静脉流向主动脉,再

---

① 《论动物的部分》,Ⅲ。

流到全身。实际上,〔胎儿〕两个心室具有同样的功能,因为它们的构造是相同的。只有当肺可以行使其功能了,于是就需要上述通道闭合,两个心室的强度及其他方面的差异就开始形成,在这种情况下,右心室只将血液输送到肺部,而左心室则将血液输送到全身。

心脏中还有大量的柱状物,即肌肉束和纤维带,亚里士多德在它的《论呼吸》的第三册和《论动物的部分》中称之为神经。这些柱状物长短不同,有的显露,有的则包裹在心脏壁的沟中,有的单独存在,有时还凹陷下去。它们由细小的肌肉构成,辅助心脏,使之产生更有力更完善的收缩,帮助心脏将血液完全挤出。它们就像船上精心安置的绳索,当心脏收缩时,从各方面将心脏缠绕起来,这样能使心脏更有效更有力地从心室中挤出血液。显然,在有些动物的心脏中,这种柱状物很明显,有些则不明显。而且具有这种柱状物的动物,左心室比右心室有更多更强的柱状物,有些动物的心脏中左心室有这种柱状物,右心室则没有。在人类中,左心室比右心室有更多的肌肉束和带,心室比心房有更多的肌肉束和带;有的人的心脏中,心房没有肌肉束和带。在身材魁梧、肌肉丰富、身板硬朗的人,如乡下人当中,心脏中的肌肉束和带很多,而在身材瘦弱的人和妇女当中,心脏的肌肉束和带很少。

在有些动物中,心脏的心室是光滑的,完全没有纤维和肌肉带,或类似的凹陷结构。比如在一些小鸟、鹧鸪、普通的家禽、蛇、蛙、龟和大多数鱼中,不存在腱索和纤维束,而且在心室中也不存在三尖瓣。

有些动物的右心室内部是光滑的,但是在左心室中则有纤维带,如鹅、天鹅等大型的鸟类。原因正如上文所述:因为这些动物的肺呈海绵状,疏松而柔软,心脏无需太大的力量就可以将血液驱动到肺,所以右心室没有纤维带,即使有的话也很少很微弱,并不像肌肉那样强健。而左心室中的纤维带,则很有力,纤维带的数量很多,并且像肌肉那样强健,因为左心室中的血液要运输到全身,左心室需要强健。而这也正是为什么左心室位于心脏的中央,并且壁膜厚度和强度也要比右心室高三倍的原因。所以,所有动物,包括人类在内,凡是具有强壮的体格和远离心脏的大而有力的四肢的,必然就具备了一个厚实、强劲有力的中央器官。这是明显的,也是必然的。反之,体格柔弱的,心脏也就疏松柔软,而且心脏内的纤维很少或者没有。再看一下几个瓣膜的用途,它们所在的位置使血液一旦进入心脏的心室便绝不能回流,血液一旦被运输到肺动脉和大动脉也绝不能再流回心室。当瓣膜升起而结合时,便形成了一个三尖形,就像被蛭咬过的痕迹一样。这些瓣膜受到的力越大,它们就越加牢固地阻住血液回流的途径。三尖瓣就像门卫一样,位于进入大静脉和肺静脉的入口,以免血液受到心脏强有力的驱动时回流到静脉中。所以并不是所有动物都有三尖瓣,没有发现在所有动物中都有精细的三尖瓣结构,有些动物的三尖瓣很精细,有些动物的三尖瓣则很粗糙,不过只要受到心脏或大或小的驱动时,便会闭合。在左心室,为了关闭起来使左心室更有效更有力地搏动,只有两个瓣膜,形状如同僧帽,呈一长圆锥形,这样两个瓣膜可以相互自各自的中间部分结合起来。这一情况使亚里士多德错误地认为左心室是双室,是横向分开的。出于同样的原因,血液不能回流到肺静脉,这样左心室可以有力地驱动血液流至全身的大部分,以便营养这些部分。左心室的僧帽形瓣膜在体积和强度上都超过右心室的瓣膜,闭合得也更为紧密。因此,心脏必然有心室,因为心室才是血液的源泉和贮存所。大脑则不然,因为几乎所有的鸟类都没有脑室,鹅和天鹅更是如此,它们的脑几乎和兔脑的大小差不多,兔脑有脑室,鹅和天鹅的脑却没有脑室。同样,动物若只有一个心室,便会有一个悬挂的心房,柔软而膜质化,并且充满了血液,动物若有两个心室,便有两个心房。另一方面,有的动物有一个心房,却没有心室,或只有一个类似心房的囊,或者血管本身有的部分特别膨大,并且可以搏动,比如在大黄蜂、蜜蜂及其他昆虫中所看到的;我的实验表明,在这些昆虫的尾部不仅可以发现搏动现象,还可以发现呼吸现象,不过,当这些昆虫显然是受到风吹和需要大量空气时,尾部的伸长和收缩时快时慢。关于这些问题,在我们的《论呼吸》中有更多的论述。

正如我曾经说过的那样,心房同样进行搏动、收缩,并把血液送到心室,所以,只要有心室,就必然有心房。心房的作用远不止像人们所普通认为的那样,只是血液的源泉和贮存所,那么难道心房的搏动没有什么作用吗?不,心房是血液的最初推动者,特别是右心房,它是"最先生最后死"的。心房把血液输入心室,心室通过不断地收缩,将已经流动的血液,迅速而有力地挤出心室,就像一位击球员若趁球回来时击出的话,远比随手扔出球更有力、击得更远。而且,与一般人的观点不同,因为心脏或其他什么东西,并不可以通过自身的张开或扩展,在张开时将物质吸入到其中的凹陷处,只有海绵,受到压紧后,又可以恢复其原来状态。但是在动物中,所有局部的运动都来源于某些部分的收缩。结果,正如我已表明的那样,通过心房的收缩,血液流入到心室,在心室中,通过心室的收缩,血液被挤出并散布全身。在动物的局部运动中,具有运动能力的动物(正如亚里士多德所述[①])运动器在每一次运动中是如何收缩的,$\upsilon \in \overline{\upsilon \rho o \upsilon}$,这个词是如何演变成 $\upsilon \in \acute{\upsilon} \omega$, $nuto$, $contraho$ 的,为什么亚里士多德了解肌肉,却并非轻率地把动物中的所有运动归因于神经,或归因于可收缩的成分,因而将心脏中的纤维带也称作神经,对于所有这些问题,如果我们有目的地按照我的观点去专门证明动物运动器官的运动,我相信可以解释明白。

我们还是继续我们正在讨论的问题,即心房在向心室充满血液中的作用。我们可以设想,心脏越是致密紧厚,心脏的壁膜也就越厚实,心房的肌肉也就越多越强健,也就会越有力地向心室中充入血液,反之亦然。事实确实如此,有些动物的心房就像

---

① 在《论精神》一书及其他论述中。

是一个血囊,是包裹着血液的薄膜,比如鱼就是以囊代替了心房,囊的膜很薄,容纳的血量很大,好像悬浮在心脏上一样。有些鱼的囊比较强健,如鲤鱼、白鱼、沙丁鱼等,像肺一样强健。

在一些体格壮实的人当中,心房非常结实,有明显的带和交错的纤维,似乎和其他人的心室一样,我必须承认我很惊奇在不同的人当中发现这种差异和奇怪的现象。应该指出的是,胎儿的心房大得不成比例,因为在心脏成形之前,心房就已经存在了,心房一经形成便行使其功能,而且就像亚里士多德所说,心房发挥了整个心脏所发挥的作用。但是我所发现的胎儿的形成,就像上文指出的那样(而且亚里士多德通过研究孵化的卵已经证实了这一点),有助于了解这一问题。当胎儿还像蠕虫那样柔软时,即像一般人所说的还处于初期时,只有一个血点或者可以搏动的囊,显然属于脐静脉的一段,由始端或末端膨大而形成。随着发育,当胎儿外形已经显现出来,身体开始变得致密时,这个囊已经变得更强健有力,而且所在位置也发生了变化,分成为两个心房,在心房的上部开始形成心脏,这时的心脏还没有功能。随着胎儿的进一步发育,当其骨骼可以与其软组织区分开来并且可以运动时,心脏也开始跳动,而且正如我说过的那样,通过心室将血液从大静脉送到动脉。

所以造物主是神圣的,绝不做无用的事,不会在不需要心脏时造就一个心脏,不会在心脏的功能成为必需的之前产生出心脏。但是在各种动物的同一发育阶段,即开始形成各个部分时,比如说卵、蛆、胎儿,每一部分都要求是完善的。从大量有关胎儿形成的观察中就可以证实这一点。

最后,需要指出的是,希波克拉底在他的《骨肉论》(De Corde)中将心脏看作骨肉,这不是没有道理的,因为心脏与肌肉的作用相同,功能相同,即收缩和运动,不过是心脏运送血液。

此外,依照大多数的肌肉状况,我们可以从心脏肌肉纤维的位置及其一般的结构推断心脏的活动和作用。所有解剖学家都赞同盖仑的观点,心脏是由纵横交叉的纤维构成的。但是用高温加热心脏,心脏的纤维看起来就不同了,心脏壁膜中的纤维都是卷曲的,如同环状肌一样。这些纤维成柱状,纵向伸展,并且斜着拉长,这样全部纤维同时收缩时,圆锥尖由这个纤维柱拉向基部,四周的间壁作环形收缩成球状,总之,是整个心脏进行收缩,而且心室也变得狭窄。因而会发现,这个器官的活动显然就是收缩,它的功能就是将血液挤到动脉中。

我们不会不同意亚里士多德关于心脏重要性的看法,我们不会探讨心脏的感觉和运动是否来自脑,心脏是否从肝脏得到血液,心脏是否是血管和血液的起源,以及其他类似的观点。那些赞同这些假说而反对亚里士多德的人,忽视或者没有正确地理解主要的论据,即心脏是最先存在的,在大脑或肝脏存在之前,心脏就有了血液、生命、感觉和运动,或者在其他部分能够表现其功能之前,心脏的功能就已经明显地表现出来了。心脏成了完备的运动器官后,像是一种内在的生物,先于身体的其他部分而存在。心脏是最先生成的,造物主使之形成、营养、保存,并促使整个动物体完全形成。心脏成为工作和居住的场所,就像是一个王国中的君主,拥有主要的至高无上的权威,统治王国中的其他成员。心脏是源头和基础,其他部分的能力都来自心脏,动物体中的任何能力都依赖于心脏。

许多来自动脉的事实可以进一步说明证实这一真理。为什么肺静脉不搏动,它也是一种动脉?或者为什么肺动脉搏动?因为动脉的搏动来自于血液的冲击。为什么动脉的外膜在厚度和强度上与静脉膜极不相同?因为动脉要经受心脏跳动的振动和血液的冲击。所以,完美的造物主不会无的放矢,在任何情况下都会做得很美满。我们发现越是接近心脏的动脉,其结构与静脉结构的差别就越大。接近心脏的动脉更强韧,而在身体的端点,如脚和手、大脑、肠间膜、睾丸等处,两种血管相似,用肉眼无法区分。而这正是由于下列非常充分的理由:血管离心脏越远,受到因心脏跳动而产生的冲击力就越小,因为随着距离的延长,这种冲击力也就消失了。此外,心脏的搏动挤出大量的血液,这些血液必然充满了动脉的干枝和分枝,血液随动脉的细分而分流,越分越少,所以动脉的最细部分类似静脉,不仅构造相同,而且功能相同;它们都没有明显的搏动,或者很少表现出搏动,除非心脏跳动得异常剧烈,或者在细小血管的比其他血管膨大的部分外,绝对没有搏动。所以,我们有时在牙齿中、肿大的瘤子中以及手指中,可以发现血管的搏动,有时则发现没有血管的搏动。因此,从这一简单的例子我可以确信,脉搏自然迅速的青年,在患热病时是疲劳的;因而,对于年轻而体弱的人,在其热病发作时,按压其手指,我很容易发现手指中有搏动现象。另一方面,当心脏跳动缓弱时,例如当人们处于呼吸急促而昏迷时,以及窒息、神经混乱,而且在体质衰弱奄奄一息的人当中,通常不仅在手指中,而且在手腕、甚至鬓角上都不能觉察到搏动。

这里外科医生应该了解、在截肢、切除肿瘤和受伤时,血液有力地流出,血液不断地来自动脉,但也不是一下子冲出来的,因为小的动脉并不搏动,尤其在系上止血带时。

同样,肺动脉不仅具有动脉的结构,而且像大动脉一样,与静脉的管壁厚薄相差很大。大动脉经受的来自左心室的强有力的冲击,远远大于肺动脉经受的来自右心室的冲击,肺动脉管壁与大动脉管壁相比的薄弱程度,相当于右心室壁与左心室壁相比的薄弱程度。同样,肺的结构与身体的肌肉及其他构造相比的柔弱松疏程度,相当于肺动脉分支的管壁与大动脉分支的管壁的差异程度。这些若干特征的比例是普遍存在的。一个男子的肌肉越是发达有力,肌肉就越结实,心脏也就越强健、厚实、致密,纤维也越多。按同样的比例,心房和动脉也就越厚实、致密和强健。而且,另一方面,在那些心室平滑又没有瓣膜的动物中,心脏壁也是薄的,如鱼、蛇、鸟等许多动物,这些动物的动脉外壁与静脉外壁差别很小或者没有。

此外,为什么肺部具有如此丰富的血管,包括动脉和静脉(因为肺血管的容量大于股部血管或颈部血管的容量),以及为什么肺血管中含有大量的血液(通过经验和目击检查我们知道了这一点，亚里士多德告诉过我们这一事实，而且为我们在因流血过多而死亡的动物尸体中的发现所证实），理由是因为心脏和肺是血液的最完备的源泉、贮存所及加工厂。为什么在解剖过程中，我们同样发现肺静脉和左心室中充满了与右心室和肺动脉中相同的黑色凝结血液，这是因为血液不停地从心室的一侧经过肺流入心室的另一侧。总之，肺动脉具有动脉构造，肺静脉具有静脉构造，事实上从功能和结构上看，肺动脉也是动脉，肺静脉也是静脉，这与通常的看法不同。为什么肺动脉具有很大的开口？这是因为肺动脉运输的血液远远地超出为了营养肺部所需的血液。

对于解剖中记载的所有这些现象以及其他的现象，如果进行正确的评估，似乎清楚地说明并充分地证实了在这本书中所讨论的真理，而且同时可以推翻通常的见解，因为以其他方式很难解释我们所见的心脏和血管的构造及设置的目的。

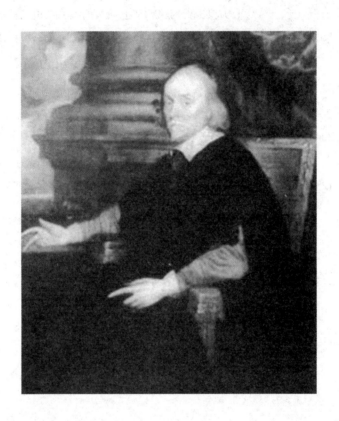

附录 哈维为血液循环理论辩护的几封公开信

· Appendix ·

陈蓉霞 译

（上海师范大学教授）

哈维一生中写过大量的科学论著，但是只发表了《心血运动论》和《论动物的生殖》，以及几封为血液循环理论辩护的公开信。

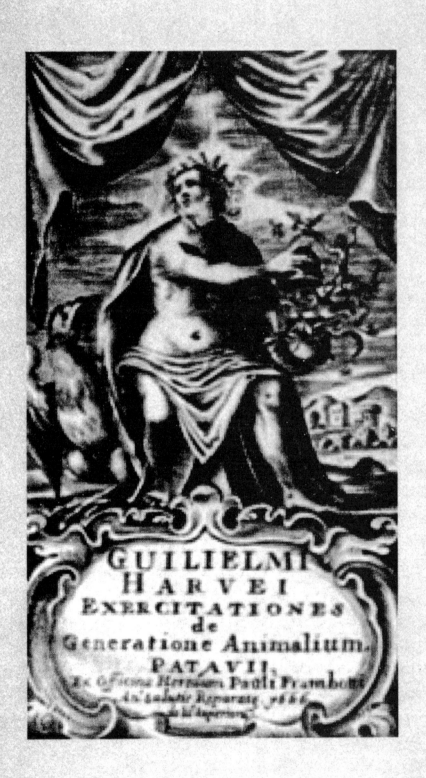

GUILIELMI
HARVEI
EXERCITATIONES
de
Generatione Animalium.
PATAVII,
Ex Officina Heredum Pauli Frambotti.
An: salutis Reparata 1666.

威廉·哈维在 1651 至 1657 年期间所写的第一封信。给汉堡的保罗·马瓜德·施莱格尔(Paul Marquard Schlegel)

　　在此,我先祝贺阁下,一位博学的先生,最近用一篇出色的论文回应(正如你所说)你以前的老师——著名的解剖学家里奥朗(Riolan,1580—1657)。你用不争的事实表明学生是如何超过老师的。针对他最近的论点,我本人也正在作充分的应战准备,但是我眼下更多关注的还是那些动物生殖的论文(刚刚出版,我会送你一本),我还未发现它对现在所说的议题有什么直接用途。我确实很高兴,鉴于我的沉默(从你的附记中得知),你挺身而出,以极其清晰的思维为学者们的共同利益而辩护。我清楚地看到,通过你那造诣极高的小册子(我这样形容并非溢美),你已经充分有力地反驳了里奥朗对我早期关于循环理论的所有抨击,并且推翻了他本人最近的一些观点,以至于我不需要再做进一步的反驳。支持真理的力量在壮大,其中的某些进一步指向医学技艺。但是或许我们将在后面再提那些内容。

　　与此同时,里奥朗使出浑身解数来否认血液通过肺流到左

◀1651 年出版的《论动物的生殖》的封面。

心室,而坚持血液是通过隔膜完成这一过程;他自夸哈维的血液循环理论的基础由此将被完全推翻(尽管我从未将那些特征作为我的血液循环理论的基础。因为血液循环存在于许多动物体内,而这些动物根本就没有肺)。在这里,我很高兴能谈谈我最近在几个同事面前做的一个实验以及这个实验所揭示的意义。在一个被勒死的尸体上,类似动脉的静脉、类似静脉的动脉以及大动脉已被绷带结扎,左心室则被打开。然后我用一根小管子通过腔静脉穿入右心室,同时在这根管子上系一个公牛的膀胱,在做灌肠术时常常就是这样做的。我在膀胱里灌满温水,用力使将近1磅的水进入右心室以及邻近的心房。情况怎样呢?右心室(连同心房)剧烈膨胀,但是没有一滴水或血液通过隔膜流进左心室。解开绷带,再把这根管子插入到类似动脉的静脉,然后,扎紧绷带以防止水回流到右心室,试着把水压入肺中。很快这些水混着大量的血液从左心室的创口喷涌而出,此时,从创口喷出的水与压缩膀胱而注入肺中的水一样多。如果愿意,你也可以随时试一下,你会发现结果是一样的。

有了这个实验,里奥朗所有关于此问题的争议即可容易地偃旗息鼓。但是,他是如此执著于自己的理论,尽管没有实验的支持,他还是决定发明一个新的循环理论。事实上他已表示,如果不推翻旧的循环理论,他自己的理论就无法建立。必须原谅这个伟人,不是因为他最先发现隐匿中的真理,而是他如此精通解剖学,却又那样强烈地反对显而易见的真理,这只能说明他是出自嫉妒(就是那么回事)。但是,因为他写的那些东西并不代表其个人观点,而是代表官方,并希望得到他同事的好评,基于这一点我们或许应该原谅里奥朗。毫无疑问,这种观点迎合了巴黎大学的迪恩(Dean),后者要维护盖仑医学的声誉,因而允许平庸之辈进入他那闭塞的学校,以便(如他所言)医生的规矩和教义不被扭曲以及至少应使多年来在医生中已经得到一致认可的、用来确定病因的病理学不受影响。因此,他扮演的是一个演说家而不是一个熟练解剖家的角色。正如亚里士多德告诫我们的,要从演说家那里得到结论性的证据,就如同要从演示者或教师那里得到具有说服力的证据一样荒谬。然而,由于我和里奥朗是老朋友,并且他曾高度评价我的循环理论,我对里奥朗说刺耳的话也许不太合适。

于是我想到了你——博学的施莱格尔(Schlegel),我确实希望我能更加详尽而清楚地向你解释我在给里奥朗的论文中所提及的 anastomosis(意指血管、尤其是动脉和静脉的交接,因为该词的用法是哈维在本信中要重点阐述的内容,故译文以原词出现——校者注),以便你从一开始就不会有任何疑虑。我也希望你不但充分了解我反对什么,而且还要充分了解我主张什么(关于血液从动脉至静脉的传输),尤其对于我赞成和反对的缘由,敬请你多加考虑。说实话,我承认(现在甚至可以肯定)我尚未找到可见的 anastomoses*。但已有的说法已足够反驳里奥朗,他提出血液循环仅在较大血管内进行。因此,这些血管,anastomoses(如果存在的话)应该与此对应,也就是说必须足够大,以至可被看见。因此,尽管从盖仑时代起就已流传这样的说法(即静脉和动脉的开口相互连接),并且通常人们也正是这样来理解,但我还是否认 anastomoses 随处可见这样的说法,不过我在同篇论文中承认,我已在三个地方发现了它们的对应物,亦即在大脑的血管丛、睾丸的备用动脉和静脉中以及肚脐的动脉和静脉中。所以,我现在要向您——博学的先生,详细解释我为什么反对常见的 anastomoses 说法以及我对血液从动脉流入静脉通道的猜测。

古今所有明智的医生都会认为血液在静脉和动脉之间存在着一种相互交换,或者说前进与后退,因为这种想法已将 anastomoses 想象为具有不同程度的不可见性(亦即,体现为某种不显眼的开口或隐蔽的小孔),血液通过它们可在两个方向流动,从一个血管流到另一血管再返回去。基于这种解释,里奥朗发

---

* 假设我用该术语 anastomosis 指血管的开口。

现古代的某些说法同血液循环理论相吻合似乎也就不足为奇了。因为那种循环仅仅讲了血液不停地从静脉流入动脉,再从动脉返回静脉。但是因为古人认为这种运动是不确定的,好像在一个相同地方,流经相同的路径随机发生,所以我想他们就创造了"anastomoses"这种表达方式(意指用于血管之间的相互连接)。然而,我创立的循环学说则清楚地指出,血液的前后流动肯定发生在不同时间和不同地点,流经不同管道和路径;确切并客观地讲,为此目的而构筑的实验极具前瞻性和技巧性。由此我提出了血液从静脉到动脉、从动脉又到静脉的血液流动理论(古人的理解仅仅基于一定程度的猜想,并因迷惑与混乱而不再深入),该理论基于明确必然的原因,它极为清楚、有序和真实。自从我看到血液从静脉经过心脏流入动脉,其间瓣膜起到了出色的作用,我就想如果没有同样奇妙的装置,这些血液就不可能再从动脉返回到静脉(血液绝无可能从皮肤的毛孔渗出)。因此,我当然要怀疑古人所谓的 anastomoses,因为我们从未亲眼看到它们的存在,也绝无理由可让我们信服它们的存在。因为在上述三个部位(我刚刚提及),我发现血液从动脉到静脉的传输相当于前人所谓的 anastomosis,它甚至更好地保证了从动脉流入静脉的血液不可能再反向从静脉流入动脉,因为另有一套更精巧、更适合血液循环的装置,因此我认为应该丢弃前人发明的那些 anastomoses。但是也许你会问:那么这种装置是什么呢?那些通道又是什么?毫无疑问是动脉,它们的大小通常约为静脉的三分之一到二分之一,这些动脉与静脉并行且慢慢靠近静脉,最终消失在静脉的表层内。因此,我认为血液在通过动脉接近静脉的表层时只经过很短的距离。在膀胱的输尿管和十二指肠的胆汁管的接合处出现的就是同样的情况。因为输尿管以间接迂回的方式进入膀胱的表层,于是它们决不可能再出现 anastomoses 的特征;然而,有时它们给结石、脓液和血液提供通道。通过它们你能轻易地使空气或水充满膀胱,但无论如何却难以使任何物体从膀胱返回输尿管。然而,我并不关心这个词的词源,因为我认为从词的意义来确定自然的构造中有些什么意义,这种推理不见得有用,或者说诉诸语法判定来总结解剖学的争论无济于事。因为这与该词的恰当含义无关,而是它通常如何使用的问题。习俗在诸如此类的事情上至关重要,尤其在词义方面。有鉴于此,我认为我们应该明确避免使用生疏的词语,或者避免使用那些即便在某种意义上已被大众长期所接受但是不适合于我们的目的的单词。你的建议确实很好,但是谁又能理解他所说的这个词语意味着什么呢?然而到目前为止,该词并没有得到正确的解释(下面我还会说明这一点),因为我认为当一个旧词不能恰当地描述一个新事物时,它还会时常扰乱你希望表达的意思。我赞成存在从动脉到静脉的通道,有时这种通道直截了当,不受体内其他物质的影响。然而,这一切并没有如我们设想的那样发生,因为当你这样说时,你要表达自己的意思,严格地说,需要用 anastomoses 而不是用 anastomosis 表达,也就是说,你意指血管在两边都有开口以便血液可以在两个方向自由流动。由此可见,你并没正确地解决此疑点,亦即,为什么动脉和静脉都有开口,但血液却只能从动脉流到静脉而不可能逆流。你说血液通过动脉而获得动力,但这种说法并没有完全解决这个难题。如果在活的动物体内,你结扎左心室附近的主动脉,结果由动脉而来的血就被止住,此时可见旁边的静脉充满了血,所以血液既不会自动地流入动脉,也不可能被压入动脉;然而在死的动物体内,血液通过体内非常狭窄的细孔自动从高处流向低处。血液进入静脉的通道确实被那种动力所驱动,而不是像肺那样通过静脉的膨胀而吸入血液。然而,绝没有你所说的那种 anastomoses 方式的连接,也就是说其间没有血管的开口彼此衔接。只有动脉的开口伸入静脉,其情形正如同我们所描述过的输尿管伸入膀胱(以及胆汁管伸入十二指肠)一样。尿液随意地从输尿管流入膀胱,但是尿液不可能从膀胱回流到输尿管;不但如此,实际上更多的尿液由于不能进入输尿管从而会挤压输尿管的一端。从这个假设中,就很容易得出我刚刚提到的那个实验的原因。我补充一点,我绝不能承认通常设想的那种 anastomoses,因为动脉比静脉细的多,这两种血管壁就不能以这种方式相互打通。如果想这样连接,它们的尺寸必须相同。而且,在循环之后,那些血管(在它们的终止处)必定会彼此相遇,这样它们无论如何都不会延伸至身体的四肢(实际情形却正是如此)。于是,如果静脉和动脉相互衔接,那么静脉在衔接处肯定会因这种连续的接壤而跳动。

到此我终于可以结束了,尽管我认为每个人的勤奋都值得称赞,但是我确实不曾记得称赞过自己。然而我认为,你——一位极其杰出的先生,由于对牛的肝脏而做的专题研究以及你那敏锐的观察能力,受到赞美是当之无愧的。请继续以你的天赋为学界增色,正如你一直在做的那样。这样你将造福于其他学者及所有人。

您的诚挚的

威廉·哈维

1651 年 3 月 26 日于伦敦

这是哈维八封信中的第一封,1651 年 3 月 26 日写于伦敦,对象为汉堡的保罗·马瓜德·施莱格尔——一位哈维的血液循环理论的坚定支持者。施莱格尔于 1605 年 8 月 23 日生于汉堡,他的父亲是当地一名成功的商人,但他违背了父亲的意愿,学习自然科学和医学。1626 年,他在阿尔特多夫开始这一研究,但后来搬到维腾贝格,在那里他结识了同乡沃纳·罗尔芬克(Werner Rolfinck,1599—1673),后来两人成为最好的同事;1629 年,沃纳·罗尔芬克在耶拿成为解剖学和植物学教授,那时施莱格尔一直跟着他。1631 年,施莱格尔开始持续数年的科学旅行,荷兰和英国是这一旅行的头两个国家。接着他从英国去了法国,在巴黎、里昂以及蒙波利埃呆了相当长的时间后,他又去了意大利，参观了罗马和那不勒斯后，他回到家乡德国，在耶拿他很快成为植物学、解剖学和外科学教授。1642 年，他应邀到汉堡成为当地的首席医生。他死于 1653 年 2 月 20 日。1650 年在汉堡他出版了 *De sanguinis motu commentatio, in qua praecipue in foannis Riolani sententiam inquiritur*，该书值得一读，书中施莱格尔反驳了他以前的老师里奥朗关于门静脉功能的观点。关于在勒死的尸体上的发现（哈维在给施莱格尔的信的第二段中提到）是哈维所提出的整个血液循环过程中最重要的内容。

第二封信
写给佛洛伦萨杰出的
乔瓦尼·纳迪(Giovanni Nardi)先生的信

　　我早就应该给你写信了。但由于种种琐事缠身，以及正在准备出版我的一本关于动物生殖方面的书籍，从而耽搁了回信。作为一个不仅从你那儿获得赠书（对于这本书所取得的杰出声望，我由衷地表示祝贺），而且还得到友善来信的人，若匆匆回复一个如此杰出的人物，这是不公平的。因此我用一天的时间来回信，可见我高度尊重你的名誉及其善意，我还深深记得在佛罗伦萨期间你对我的友好帮助（其中还包括我的外甥，当时他正在那边工作）。尊敬的先生，我急切地想知道你现在正做些什么工作，你对我的工作有何评价。我一点都不在意那些人（对医学一知半解的人）对我的评价和非难，他们的头脑拙于判断，而且这些人已经习惯于仅赞美自己的工作，除此之外别无其他。当我得知你依然健在，并且仍然关注我的工作的时候，我将更多欣赏这种形式的写作交流，你还将看到我寄给你的其他书籍。

　　谨祝当地尊贵的公爵福运亨通

　　　　阁下生活幸福

　　　　　　再见，有学识的先生，

　　　　　　　　　总是在您身边的，

　　　　　　　　　　威廉·哈维

附录 哈维为血液循环理论辩护的几封公开信

1651 年 7 月 15 日,写于伦敦

哈维的第二、第四、第七封信件都是寄给乔瓦尼·纳迪医生的。他是哈维在佛罗伦萨的一位文学和医学方面的朋友,他负责编辑卢克莱克著作(*iner alia*)的新版本。

第三封信给巴黎的罗伯特·莫里森
（Robert Morison）医学博士的回复

尊贵的先生！

  我之所以直到现在才回复你那充满善意的信件，是因为
M. 佩夸脱（M. Pecquet）的小册子（在这本书上你能找到我的观
点）直到上个月的月底才到我的手里。我相信，这本书在途中被
某些人耽搁了，他们或者出于工作上的疏忽，或者是急于阅读这
本新书，因而使我无法及时享受阅读的乐趣。因此，你可能已经
清楚地知道我对这本书的感觉。对于作者的勤于解剖、善于实
验及其判断实验结果时所表现出的机智，我非常欣赏。那种似
是而非的研究方式恰恰被演绎推理那种耀眼的光芒所蒙蔽，致
使大多数研究领域陷于荒芜，它们对事实的呈现仅是一种或然
的、且很大程度上是诡辩的猜想，这样我们通往事实背后隐藏的
真相的道路确实是一条艰难的道路，其间得依靠我们感官的发
现，当事关上帝作品的时候，我们得承认上帝是我们的向导，而
且是我们关于自然事实的老师。

  确实，当佩夸脱通过这些有把握的实验和清晰的推理肯定
了我关于血液循环的观点时，我为自己感到庆幸。然而，我希望
他已经注意到这一点，即心脏满足三种类型的运动：先是收缩，
在这一过程中，心脏收缩并排出自身所包含的血液；随后是放
松，与先前的收缩相反，在放松过程中控制运动的心肌纤维松

懈，这两种运动方式是心脏运动的本质，正如它们也会在其他肌肉中出现一样；最后，心脏舒张，在舒张过程中，心脏因为血液从心房出发进入心室而扩张，心室，由于这种方式而充盈并扩张，从而刺激心脏进行收缩：这种舒张运动总是先于心脏的收缩，而收缩随即就相伴着心脏的舒张。

　　关于阿西里（Aselli）发现的乳糜管和佩夸脱对此深入细致的工作，通过这些工作他发现了乳糜池———一种接收和分配乳糜的囊以及一些细小的管道，通过这些管道乳糜进入锁骨下静脉，我将坦率地告诉你（既然你这么迫切地想知道）我对此的看法。很久以前，（我可能要冒昧地说）事实上在阿西里的小册子出版之前，我曾仔细观察过那些微小的白色管道以及在身体很多地方都有的大量乳状物，这些乳状物尤其是在年幼动物的腺里（在肠系膜里，这些乳状物特别多）大量存在。我想，正是因为这些物质，小牛和小羊的胸腺尝起来才这么美味，被我们的同胞称为"甜面包"。然而，出于诸多理由以及大量来自实验方面的证据，我决不相信这些乳状物就是乳糜，并作为营养从肠中被输送到躯体的各个部分。我宁可相信这种现象是偶然发生的———从幼兽中丰富的乳糜到这些乳糜的混合；正如脂肪、骨髓、精液、毛发以及其他物质的形成一样，它们都受相同的自然定律支配。并且，正像脓汁的形成源于对溃疡和伤口的消化一样，液体若越是在稠度上接近乳液，或者说，它的颜色越白，质地越平滑、越均匀，它就越被认为是好东西，正因为如此，有些古人认为乳液实质上就是类似于脓的东西。因此，尽管对于那些管道的存在我没有疑问，但我不能同意阿西里的看法，即通过它们输送乳糜的看法，尤其因为我现在就必须指出使我得出相反的结论的理由。位于乳糜管中的液体看上去就像是很纯的乳液，正像在乳房的乳糜管中发现的那样。然而，在我看来，要说这些乳液就是乳糜，那么整个身体就是被这些乳液所滋养的，而这是不可能的（奥祖在他写给佩夸脱的信中有同样的疑惑）。这些理由引出了相反的结论———证明了乳糜的存在，而这还不足以使我信服。

因此,我希望通过确凿的论证和清晰的实验首先向自己证明:毋庸置疑,正是乳糜从肠里将营养物质输送至全身。除非首先在这个观点上达成一致,否则就我所知,对此所做的进一步研究以及更为细致的探究,将会是无效的。此外,这些导管在不同的动物体内看上去是那么的不同,这些导管又是如何帮助把乳糜,或者说是营养物质输送到身体各处的? 在一些动物体内,导管通向肝脏;在另外一些动物体内,导管通往肝门;在又一些动物体内,导管不通往这两种器官。在某些动物那儿,大量的导管可以在胰腺中被发现;在另外一些动物那儿,胸腺里面有大量的导管;然而,在又有些动物体内,在这些器官中你根本就找不到任何导管;甚至在很多动物体内,这种类型的乳糜输送管根本就没有被发现(Licetus,Letter XVI,p. 83;Sennert,Practice,Book 5,Section I,Part 3,Chap. 2)。乳糜输送管不是在任何动物体内始终出现,尽管用来输送营养的导管在所有动物体内是必然存在的:因为这种由灵气和躯体成分的外流造成的缺失,只有通过在同样部位持续的营养供给才能恢复。此外,这些管道的狭窄及其容量的不足看来令它们不适宜达到这一目的,因为它们的结构无法满足这一功能。既然小的分支应该被并入大的分支;相似地,后者应该并入更大容量的分支;最后,它们终止于一个相当大的主干,它汇聚了所有的分支,就像我们在门静脉及其分支中看到的那样,或者也像一棵树干汇聚所有的根系一样。所以,如果输送这些液体至某处的管道在容量上应当等同于那些输送相同的液体离开此处的管道,那么,乳糜管(佩夸脱指出它应该在胸部)的容量至少应相当于两条输尿管的容量。否则,有些人喝的一加仑还多的矿泉水不可能在这么短的时间内通过这些管道排入膀胱。另外,当尿液中的成分通过这些途径大量传递的时候,我真没看出那些管道是怎样保持其乳白色,与此同时,从那儿流出的尿液又没有被乳白色所沾染。因此我认为,乳糜不是在所有的动物体内、也不是在所有时间内、都具有如乳液那样的稠度和颜色,因此,如果这些导管传送乳糜,它们不可能总是（尽管，事实上它们总是这样）包含一种白色液体，它们也许不时会沾有黄色、绿色、或者其他颜色，就像尿液由于食用大黄、芦笋、印度无花果和其他一些东西而呈现不同的颜色，当喝清澈的矿泉水时就不会呈现任何颜色一样。此外，当这种白色液体通过肠进入导管，或者通过同样的方式被汇聚时，这种液体应该肯定能在肠内或其黏膜的某些部位呈现。因为通过肠的简单迅速过滤，这种液体就会呈现另外一种性质并形成乳液，这似乎不太可能。的确，如果乳糜只是通过肠的表皮进行过滤，那么，它应该保留某些其原始性质的痕迹，在颜色和气味上应类似于肠中的液体，至少会有难闻的味道。因为在整段肠里所含有的任何东西都沾有胆汁的颜色，散发出难闻的气味。正因如此，有人认为我们的身体是通过蒸发为气体的乳糜而得到滋养的。因为蒸馏器里的物质，即便带有恶臭，但经蒸发后得到的蒸汽一般气味不会太难闻。

　　M.佩夸脱把这种乳状液体的运动起因归结为呼吸作用。在我看来，尽管有很多的事实促使我得到相反的结论，但对此我不会发表任何意见，除非他已经私下确定了这种液体的性质。不过就算我承认（他所要求的资料我已经给他，尽管他尚未通过有力的论证来证明他的观点），乳糜通过这一途径而持续运送，亦即从肠出发继而运行至锁骨下静脉，这一途径就是最近他发现的这些管道。但我不得不说，在进入心脏之前，乳糜确实与即将进入右心室的血液混合，在这儿更充分混合。此外，为什么他们不能同样正当地说，同样的乳糜进入肝门随即进入肝脏和腔（cava）？正如阿西里和其他人称所见到的那样。另外，为什么我们不能同样相信，乳糜进入了肠系膜静脉最远的入口，在那儿马上和血液混合，以便能充分混合并通过血液的热量而得以完美混合完善，然后再充当身体各部分的营养品？心脏确实比身体的其他部分更加重要，只因为心脏里面血液最多，它可以被称为热量和生命之源。它所容纳的血液不像身体其他部分那样贮存于血管里，而是在一个宽敞的腔中，就像是在一个蓄水池里一样。就这样，我的观点通过这样的事实被证明，亦即提供给肠的动脉和静脉是如此之充裕，以至远远超过对于身体其他部分的供给，正如怀孕的子宫才有如此之丰富的导管一样。由于自然决不会做有欠考虑的事情，因此，所有需要营养的有血动物，其营养都是由肠系膜静脉提供的，仅有极个别动物其营养是由乳糜管所提供，而这种提供方式是不稳定的。因此，如果要对我在大多数动物身上一般都能看到的那些导管的用处进行鉴定，那么我要说，这些形似蛛网、白色的细如线状的东西决不是用来传递营养物质的。在这些导管内可看到的流动的液体也不应该被冠以"乳糜"的名字，肠系膜静脉才是为了这一功能而设定的。因为肠系膜静脉中的物质才含有动物生长所必需的营养。因此，一个动物的生长自然取决于随时可用的现成营养物。此外，还有一个最明确的事实（正如我在别的地方也提到过的），所有有血动物的胚胎是通过脐带从母亲处获得营养的，亦即通过循环的方式。然而，它们不是像大多数人相信的那样直接从血液中获得营养，而是以鸟类中惯用的方式，起初以蛋清和蛋黄为生，最后逐渐被小鸡腹部所包围。此外，所有动物的脐带都进入肝脏，或者至少从肝脏通过，甚至那些脐带进入肝门静脉的动物，如小鸡，它们的导管也是起于蛋黄并总是在那终止。因此，正如小鸡以先前准备好的营养物质为养料（即蛋白和蛋黄），完全相同的是，在其生命的整个阶段它也以此方式获取营养。类似的情况（我已经在别的地方提到过）发生在所有的动物胚胎，亦即，与血液混合的滋养品，通过静脉输送最后到达心脏。然后再次通过动脉传送至身体的各个部分。出生后的胎儿，因独立而不再需要依靠母亲获取营养，它利用自己的胃和肠，就像小鸡利用卵黄或者植物吸取土壤中的养分一样。正像小鸡一开始通过循环依靠脐带从卵黄中（动脉和静脉）获得营养，稍后在孵化以后，它就通过肠系膜静脉从肠里获得营养物质。因此在这两种情形下，乳糜以同样的方式、经同样的管道经过肝脏。对于在所有动物体内乳糜通过同样的路径而传送，我看不出有任何反对理由。确实，如果为了这一目的，必须要有血液的循环（事实上就是这样），难道你还可提出任何其他方式？

我高度赞赏 M. 佩夸脱的勤奋以及他所发现的乳糜池。然而，这些工作决不至于令我放弃曾提出过的观点。因为我经常发现在动物幼体中存在充满乳液的不同的囊，在人类胎儿身上，我曾发现胸腺由于充满这种液体而显得如此肿胀，以至初看之下还以为是一个脓肿，并推测肺正处于化脓状态，因为这肿块看上去要比肺本身还要大。我经常在新生婴儿的嘴里发现丰富的乳液，也曾在过于肥胖的年轻男人的乳房里面发现这些液体。我还在一头肥胖壮实的鹿身上发现一个充满乳液的囊，其大小足可与一只皱胃相比较：在这点上，那正是 M. Pecquet 指出乳糜池存在的证据。

尊敬的先生，这些就是我现在应当回复给您的看法。另外，如果您能传达我对 M. 佩夸脱和 M. 盖安特（M. Gayant）最真诚的祝愿，我也祝愿您身体健康。

您的亲切的谦恭的

威廉·哈维

1652 年 4 月 28 日写于伦敦

罗伯特·莫里森博士（1620—1683），巴黎人，哈维的八封信中的第三封信是写给他的，他 20 岁时在英国阿伯丁获得硕士及博士学位。但是由于加入保皇党军队，他不得不来到巴黎，不久成为一名医生和植物学家，结识了查理二世，在王政复辟期间他陪伴查理二世回到英国，被查理二世任命为高级医生（Senior Physician）、皇家植物学家、皇家园林主管。他的余生在牛津大学从事植物学和医学研究。

哈维写给莫里森的信中只言片语地提到乳糜管和胸腺以及加斯帕罗·阿西里（Gasparo Aselli，1581—1626）和琼·佩夸脱（Jean Pequet，1622—1674）的工作。阿西里在 1622 年发现了乳糜管，但直到 1627 年，也就是他死后，才公布这一发现，他认为乳糜管最后通往肝脏，在这点上他搞错了。1647年，当琼·佩夸脱还是蒙彼利埃大学的学生时，他曾在一个处于消化期间的动物里发现胸导管，在以后的多次解剖实验中，他循着胸导管往下找，一直追踪到乳糜池，乳糜即汇聚于此。佩夸脱在其他路径上进行追踪，发现胸导管终止于锁骨下静脉。佩夸脱于1651年公布这一发现。范·霍恩（Van Horne）于1652年独立地证实这一发现。

第四封信
写给佛罗伦萨尊贵的、博学的
乔瓦纳·纳迪先生的信

著名的、尊敬的先生！

最近在收到你的来信的同时，又看到了你对卢克莱修富有见识的评论，这给了我极大的愉悦，因为我知道你不仅仍然充满活力，而且还在关注阿波罗（日神）的内部仪式。令我感到欣喜的是，一位博学的先生甚至在这样的时代，还通过信件的方式到处推进共和政体。如今乏味的作者是如此之多，就如同炎热的夏天那多不胜数的苍蝇，我们几乎要被它们那不起眼的排泄物的恶臭所窒息。我读到你书中的某些内容时感到非常欣喜，我高兴地看到，你指出的瘟疫形成的原因，就如同我指出的动物生殖的原因那样，它们都富有成效。然而，难以解释的是这种理念或形式或活力，如何才能从亲代传递给生殖质，继而进入胚胎或者卵子，再进入胎儿；最后子代不仅与亲代本身或外表具有相似性，而且还得到了亲代的某些特质，比如个性、缺点、遗传性疾病、疤痕和痣。所有这些都内在于生殖质和精液之中，还相伴那种特有的属性（不管它被叫作什么）。动物不仅根据这种属性被创造，而且在其一生中还受这种属性所控制且始终保留这种属性。尽管上述内容难以言表，但我认为它与理解瘟疫或麻风病的实体如何通过接触而远距离传染同样困难，特别是通过媒介，比如羊毛或者亚麻布的衣服,或者其他日常用具,甚至是通过墙、石头、瓦砾及诸如此类的东西。正如《利末记》(《圣经·旧约》)第 14 章中所写,这种现象时有发生。我要问的是,这类传染病原如何在体内长期潜伏直至发作,过了许久甚至可以在另一个体身上产生相似症状?而且这种病症不只是出现在一个或两个人身上,而是出现在许多人身上,它的发作与体格、性别、年龄、体温或生活方式无关,同时,它的发作是如此致命以至没有任何手段可避开这种不幸或者立刻阻止它的蔓延。形式或者活力或者理念(不管是实体性的还是偶然性的)就这样被转移到某些东西身上,最后,一个动物似乎是通过设计、带有远见、智慧以及神的技艺而被故意创造出来,我确信这看来不是没有可能。

博学的纳迪先生,这些事情都还隐而不露,它们需要你敏锐的注意力。你没有任何理由以年长作为借口,因为我本人几乎已是一个八旬老人了,尽管我的体力因疾病缠身而下降,但我的思维依然沉迷于这个领域的研究并乐此不疲。和这封信一起寄给你的还有三本书,它们与你问起的主题有关。此外,如果你能以我的名义真诚地感谢托斯卡尼公爵在佛罗伦萨期间给予我的不同寻常的尊重,并向他表达我对他平安和顺利的真诚祝愿,你就是做了一件善事。

您的忠诚的挚爱的

威廉·哈维

写于伦敦

1653 年 11 月 30 日

第五封信

写给约翰·丹尼尔·霍斯特(Johann Daniel Horst)，赫塞-达姆施塔特(Hesse-Darmstadt)的首席医生的信

尊贵的先生！

尽管时光飞逝且你我相距甚远，但你却没有让我从你的记忆里消失，我为此而感到庆幸。我希望自己能够如你所愿地满足你的请求。但事实上我的年龄已剥夺了这份乐趣，一方面我的有生之年已所剩无几，一方面我还经常因为疾病缠身而备受折磨。关于里奥朗的观点以及他对于血液循环的看法，显然他付出了巨大努力却毫无成效，而且我也看不出他的虚构将会给别人带来什么愉悦。Schlegel 写得更加谨慎、谦逊，但由于天性所限，他无疑是从里奥朗的论据、甚至从他的嘲弄中获得力量。不过我悲哀地获悉，数月之前他已离开人世。此外，你向我问起的有关乳糜管和所谓的胸导管，你必须具备一种锐利的眼光和不受其他因素所限的思想，方可对于那些非常细小的导管提出明确的设想。然而，对于我来说，正如我已经说过的那样，刚才提到的先决条件我已难再达到。大约两年前，当被问到我对这件事的看法时，我对此作过相当详尽的回答，即这种液体到底是乳糜，还是一种在通过那些白色的导管之后随即转变为脂肪的乳状物，我们还不是很清楚；此外，上述导管在某些动物身上是缺少的，比如说，鸟类和鱼类。但是，这类动物的营养模式与四

足动物几乎相同，而且还没有充分的理由可以说明为何在胚胎期，所有食物原料都是由脐静脉通过肝脏而输送，但是一旦胎儿呱呱坠地、摆脱子宫的局限，这一切就不再发生。此外，胸导管是极其细小的，这一孔道（乳糜通过它进入锁骨下静脉）对于满足整个身体的营养所需来说是太窄了，我还问道，如果没有任何东西需要由动脉和静脉带出的话，为何肠道会得到数量如此之多的来自动脉和静脉的供给，尤其因为它们是膜状结构，因此几乎不需要通过血液来供给。

　　我已经记下了种种观察事实，不是因为我对此固执己见，而是为了能够发现被这个新观点的拥护者所说的反对理由。我高度赞赏佩夸脱及其他人在探索真相的过程中付出的非凡努力。我也绝不怀疑许多已经被埋没在德谟克里特之陷阱（the well of Democritus）里的东西注定将会在以后的时代通过人们不倦的努力而得到揭示。这些就是我在目前情况下能回复给你的东西了。我希望，用你那非凡的人性，你将采纳其中好的方面。再见，博学的先生，祝你生活愉快！

您的极其诚挚的

威廉·哈维

献上祝愿

1654 年 2 月 1 日写于伦敦

第六封信写给尊贵的
显赫的绅士——约翰·丹尼尔·霍斯特先生，
赫塞-达姆施塔特首席医生的信

杰出的先生！

这些年来，有太多关于我的流言飞语，使我备受压抑，令我倦于探索新的奥秘。在长期的脑力劳动之后，我的内心太渴望宁静以至不愿让自己过深地涉及对近期某些发现的艰苦讨论之中。所以在这次争议中，我不再充当一个合适的斡旋者的角色。出于一种使你得到满足的愿望，在答复你提及的我对于乳糜管和胸导管的看法时，我改写了早先对某个巴黎医生所作出的回答。这确实不是因为我坚信自己观点的正确，而是为了用种种反对意见去给那些人当头一棒，他们几乎没有作出发现，却自认为已经揭示了一切。

不过，关于你的答信，我没有把阿西里导管中乳液的集中归之于运气，好像乳液的存在没有明确的原因，但我的确说过，它不是在所有的动物体内随时都能发现的东西（若作为一种普遍的营养过程，它必须如此）。一种已经如此稀薄和稀释并且将要耗尽的物质，实在没有必要经混合之后在死去动物体内的脂肪中凝固。我提出的关于脓的案例与此主题无直接关系。实际上，我们争论的中心是这一事实：阿西里乳糜管中的液体是否就是乳糜。在这方面，我当然不认为你已经用乳糜证明了你所说的,亦即乳糜一定是由肠道所分泌,但是不管通过什么途径,比如动脉、静脉或者神经,都不能把乳糜带出肠外,所以在乳糜管的帮助下它一直停留在肠道里面行使功能。我本人确实看不出下述事实居然会没有任何理由:有数不清的血管呈蠕状分布在肠道里面,把从动脉接收到的血液带回心脏,同时却不能吸收渗透进这些部位的乳糜,并把它带到心脏;还有,因为有些乳糜可能在到达肠道之前已经直接离开胃,尽管胃部没有乳糜管的分布。此外,怎样说明在虚弱昏厥的情况下,精力得以迅速的恢复?

关于你在信中提到的你已经给巴托林(Bartholin)写信的事,他将回复你同样的内容,正如你所期待的,对此我毫不怀疑,因而我没有必要在这件事上更多地打扰你。我只是说(对其他途径保持沉默),正如血清经过肾动脉进入肾脏一样,养料汁液迅速地通过子宫动脉的输送进入子宫。而那种养料汁液不能被认为是不可思议的东西;它也不应该和 vagitus uterinus 相提并论,因为这种养料汁液经常存在于怀孕的妇女体内,而 vagitus 则极其罕见。关于你信中附加的内容,亦即,新生儿的排泄物与那些曾经吸过乳汁的婴儿的排泄物有所不同,就我所知,我认为除了颜色之外,它们几乎没有差别,而且我认为外观上的黑色可以直接归因于它们在肠里呆了太久的缘故。

对于你的建议,即我应该面对这一新发现的乳糜管的真实用途,对于一个已风烛残年的老人来说,相比于其他事情,这确实是一个更值得参预的时刻。这样的任务我也不会轻易交付给许多人,即使假定有你提到的现成的帮助。然而,他们并没提供帮助,海默尔(Highmore)不住在这里,我也已经七年多没有见他了。我现在先写这么多,尊贵的先生,你一定要相信这些是友善和良好的祝愿。

来自

您的挚爱的和谦逊的

威廉·哈维

1655 年(O.S.)7 月 13 日写于伦敦

　　哈维第五和第六封信的收件人于 1616 年出生于 Giessen，1637 年在那成为教授和皇家医生，于 1685 年逝世。

　　第五封信中的"The well of Democritus"意指在它背后隐藏的真相。例如，在第欧根尼斯（Diogenes Laertius）中，见《杰出哲学家的生平》（*Lives of Eminent Philosophers*），Book IX，皮浪（Pyrrho），section 72，R. D. Hickes 翻译，见于 the Loeb Classical library，1931，有一段落是这么说的：

　　"此外，他们发现色诺芬尼（Xenophanes），伊里亚的芝诺（Zeno of Elea），德谟克里特（Democritus）是怀疑论者……德谟克里特，因为他拒绝各种质（qualities），说……"对于真相我们一无所知，因为真相位于陷阱之中。"在该页的页末有段注脚说明，"此谚语表达是不恰当的，"原文为希腊文"在字面上更多是指"在一个深渊"。

　　在第六封信中提到的 Vagitus uterinus 或者"crying in utero"，在历史上被 G. H. 赖德（G. H. Ryder，1943）作出评注，他在那个时代的文学作品中发现了 122 处完善鉴定的事例。更进一步的参考读物见 *Lancet*，1957，I，137（P. M. G. 拉塞尔等人编）。

第七封信
写给佛罗伦萨医生乔瓦纳·纳迪
——一个品德高尚、礼貌、博学的绅士

令人尊敬的先生！

很久以前我收到了你令人愉快的来信，从字里行间我高兴地看出你确实依然充满活力，备受人们尊重，并且在我们喜欢的领域里勤勉地工作。但是我不知道你是否已经收到了我给你的回信以及一并寄去的你要的书。很高兴你能尽早告知我这些，以便让我了解你的 *Noctes geniales* 一书以及你已解决的其他问题的进展情况。因为我希望通过阅读最好的图书令我现在懒散的老年生活及其不屑日常琐事的灵魂充满朝气。我再次感激你给我在佛罗伦萨的侄子以周到的款待。我的侄子，他是我生活中重要的亲人，他将给你捎上这封信，当他到达意大利时，我热切期盼你能慷慨地给予他所需要的帮助或建议，这将是你对我的最大帮助。再会，尊贵的先生，正如我——一个对你的品德无比倾慕的人——所期望的那样，愿我们的友谊地久天长。

威廉·哈维

公元 1655 年 10 月 25 日写于伦敦

第八封信
写给哈勒姆的尊贵高雅的绅士及经验丰富的医生
——Jan Vlackveld

博学的先生！

已收到你令人愉快的来信，在信中你表达了对我本人的无比友善及其对于我们的工作的异常勤奋。

事实就是这样。大自然决不会公开祖露她的深层奥秘，而是从不寻常的迹象中透露蛛丝马迹。如果人们不是通过对罕见疾病的仔细研究来用心辨别常见的自然法则，那么就不会有通往恰当的医学实践的稳妥之路。确实，现实中的所有事物都井然有序，若不是其中有丢失或错位现象，我们几乎难以察觉哪些特征有用或最相宜。你提到的石匠的病例肯定是一个独特的例子，对此的解释极可能会引起诸多争论。但是，你的激励甚至我对自己的强迫，这些都无济于事，因为我不仅年老，而且我不得不承认，我有些厌倦了这些新的研究领域。事实上，我好像有资格要求一种体面的退场。另一方面，我也很高兴看到像你这样优秀的人物致力于这一值得做的题目。再会，高雅的先生，无论你做什么请继续全神贯注。

威廉·哈维

1657 年 4 月 24 日于伦敦

给卡斯珀·霍夫曼（Caspar Hoffmann）的信，
于纽伦堡出版

博学的霍夫曼先生！

你对我以及血液循环和运动理论的坦诚看法，令我非常高兴。我乐于同一个如此博学的人打交道，我愉快地接受你的好意并赞美有加。你一开始就指责我能言善辩，因为在你看来，我似乎"控告并认定自然是愚蠢和错误的，认定大自然是一个非常笨拙和懒惰的工匠，以至让血液周而复始地重新调和并一再返回心脏，并且它因此还得一再返回躯体。所有这些，只不过是让自然有事可做，这样可能它在毫无益处地破坏已是完美的血液。"但事实上，我决没意识到何地何时我说过或认为有这样的事情。对于自然的技能、智慧和勤奋我总是充满敬意，因此对于你，一个公正的人，给予我这种名声，我不会有稍稍的不安。在我已出版的书里，我只是断定，血液存在一种从心脏出发通过动脉到达全身、类似地通过静脉又从全身返回心脏的周而复始的运动，因为这样一种涨落流动达到相当数量，它必定以某种方式作循环运动。如果你好意地重读第 8 和第 9 章，你将发现，这些内容全都有公开的表述，而在其他章节我没有提及。其实那是我有意避开血液的调和以及这种运动和循环的原因，尤其是关于它的最终原因。我之所以已经表述这些内容，是为了让一个博学且诚挚待我的人去除误解，并以免自己因受指责而影响声誉。我恳求你，博学而公正的朋友，如果你希望尽快得到已被我证实的有关血液循环的任何材料，就告诉我，我保证，作为一个解剖学家，无论你何时有此需要，我都尽当效劳。然而，如果你不愿意这样做，因为光是解剖事实还不足以说服你，那么至少我恳求你，不要鄙视其他人的勤奋或走向错误之道，不要拒绝信任一个诚实的人，相信他从事该领域已有多年的时间，他已足够娴熟且心智正常。

现在可以道声再见，我以坦诚和友好的精神接受你的信及你信中所说的内容，请像我待你这样待我。你必定会以同样的好意待我的。

纽伦堡，1636 年 5 月 20 日

这里是简短的注释。此信由哈维于 1636 年写给霍夫曼的，后者当时是哈维循环理论的坚定对手。他于 1572 年出生于纽伦堡，于 1592 年在莱比锡（Leipzig）和 1594 年在施特拉斯堡（Strassburg）学习医学以后，带着证书从阿尔特多夫（Altdorf）去帕多瓦（Padua）工作，从师阿夸彭登泰（Acquapendent）的法布里修斯，数年后哈维为了同样的目的也到那里。离开帕多瓦他又去了巴塞尔（Basel），他在那里的老师有费利克斯·普拉特和卡斯珀·鲍兴（Caspar Bauhin），1605 年他获得博士学位，论文题目为 *De Lumbricis*。1606 年鼠疫猖獗，他回到德国后被任命为纽伦堡专治鼠疫的医生。1608 年，他成为瑞士阿尔特多夫医学教授，他在那里住了约 40 年，直至于 1648 年 11 月 3 日逝世，在其生命的最后几年，深受瘫痪折磨。

关于霍夫曼，众说不一。康林（Conring）说，他熟悉古希腊，知识非常渊博，是生理学方面一个伟大的思想家。盖伊·帕丁（Guy Patin）也有类似的看法，但托马斯·巴托林则不是如此，他认为霍夫曼是 *Le chien d'Altdorf hargneux et mordant*。他非常守旧，尤其执著于亚里士多德的思想，因此而受其同代人的指责。根据施莱格尔（1650）的说法，霍夫曼在阿伦德尔

(Arundel)任职期间并未倾向于哈维的观点,在他的信中也看不出这一点。但在 1638 年的 4 个月期间,他非常殷勤地接待施莱格尔,施莱格尔认为,他们后期的信件交流表明霍夫曼对于哈维的看法已有所改变,那是在霍夫曼临终前不久。后期的出版物不少,包括 *Digressio ad circulationem sanguinis in Anglia natam. Parisiis*;1647。然而,在结束这些评论之前,我们必须补充一点,根据哈勒(Haller)的说法,霍夫曼在谈及解剖学时,却是既不用解剖刀,也没有做过解剖实践,甚至连病人都没有见过。

德阿尔希·鲍尔(D'Arcy Power)爵士(1931,148)把霍夫曼说成是纽伦堡医学教授,暗示哈维的演示就是在那个城市做出的。然而,我们可以设定,演示必定是在阿尔特多夫做的,在那种情况下,D'Arcy 爵士所给出的时间需要改变。

诺埃尔·波因特(Noel Poynter)博士从未发现霍夫曼对于哈维的公开已出版的回信,他认为对两人之间的关系需要更多的研究。遗憾的是,波因特(Poynter)博士和我都没有足够的时间来做这一工作,对于年轻人来说,那也许是一个有趣的研究。

译后记

· Postscript of Chinese Version ·

哈维的贡献是划时代的，他的工作标志着新的生命科学的开始，属于发端于 16 世纪科学革命的一个重要组成部分。哈维也因为他对心血系统的出色研究，使得他成为与哥白尼、伽俐略、牛顿等人齐名的科学革命的巨匠。

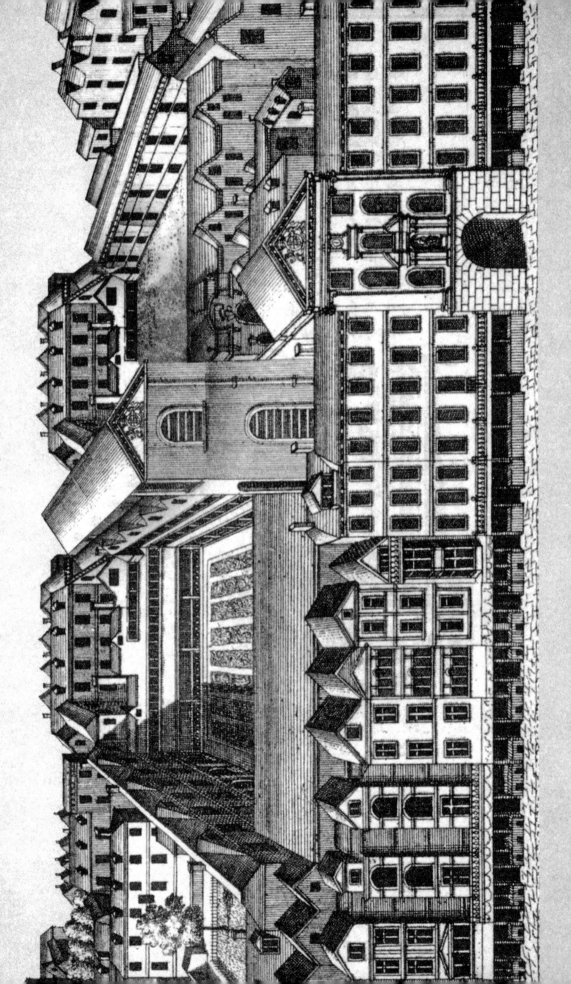

　　1628 年，英国医生、生理学家、胚胎学家威廉·哈维发表了他的划时代著作《关于动物心脏与血液运动的解剖研究》(*Exercitatio Anatomica de Motu Cordis et Sanguinis in Animalibus*)（中译名称以《心血运动论》驰名）。这部书的问世标志着近代生理学的诞生，同时也奠定了哈维在科学发展史上的重要地位。

　　哈维出生于英国肯特郡福克斯通镇，排行老大。他的父亲托马斯·哈维是当地一位富裕的地主，曾做过福克斯通镇的镇长。哈维在坎特伯雷的著名私立学校金学院(King's School)受过严格的初、中等教育，15 岁时进入剑桥大学学习人文学科，1597 年获得文学学士学位，毕业后，他继续在剑桥学习了两年与医学有关的一些学科。为了深入学习医学，哈维来到意大利帕多瓦大学专门学习医学。帕多瓦大学是当时欧洲最著名的高级科学学府，科学革命时期的巨匠伽利略当时就在这所大学执教。哈维的老师当中不乏大科学家，如著名生理学家、解剖学家法布里修斯。1602 年哈维在帕多瓦大学获得医学博士学位证书。

　　自 1603 年起，哈维开始在伦敦行医，不久他与伊丽莎白女王的御医朗斯洛·布朗的女儿结婚。哈维无儿无女。这桩婚姻对于哈维的事业大有帮助。1607 年哈维被接受为皇家医学院成员，1615 年他被任命为卢姆莱(Lumleian)讲座的讲师，1616 年被任命为圣巴塞洛缪医院的医生。

　　在哈维的职业生涯中，他与皇室建立了密切的关系。主要靠他的岳父的关系，哈维先后做过国王詹姆斯一世和查理一世的御医。詹姆斯一世和查理一世都曾经观看过哈维的科学实验；尤其是查理一世，不仅与哈维的私人友情甚笃，而且对哈维

◀1723 年的伦敦圣巴塞洛缪医院

的科学工作很感兴趣。查理一世经常与哈维一起从事一些科学实验,其中就包括有关心血运动的实验。查理一世还将皇家公园的鹿提供给哈维研究动物的生殖。哈维一直效忠查理一世国王,即使在英国国内战争期间也是一样。1649年查理一世被绞死后,哈维便失去他的事业上的最重要的支持者。自此以后,哈维的科学活动逐渐衰微。

英国国内战争结束后,哈维因为忠于查理一世而被克以罚金2 000英镑,并被禁止进入伦敦城。1657年,79岁的哈维死在伦敦郊外他弟弟家。

哈维一生中写过大量的科学论著,但是只发表了《心血运动论》和《论动物的生殖》(心血运动与动物的生殖是哈维毕生研究的两个主要领域)以及几封为《心血运动论》辩护的公开信。在哈维晚年时,他在伦敦的寓所遭到抢劫,后又被大火焚烧,留下的手稿仅有两部,一部是论述感觉的,一部是论述动物运动的。

哈维生于文艺复兴的后期、宗教改革的中期,正是社会剧烈变革和学术蓬勃发展的时期,中世纪的神权统治以及思想的禁锢受到动摇。在英国,国王亨利八世(1491—1547)于1534年与教皇决裂,实行宗教改革。享利八世的女儿伊丽莎白一世(1533—1603)继任王位以后,继续宗教改革,加强英国国教的地位,促进工商业和航海业的发展,确立了英国的海上优势。在以后的詹姆斯一世(1566—1625)和查理一世(1600—1649)时期,虽然英国的经济发展很快,文学、艺术和哲学有很大的进展,涌现了像莎士比亚(1564—1616)这样的文学泰斗和弗兰西斯·培根(1561—1626)这样的哲学大师(哈维与培根交往甚密),但是国内的矛盾也愈发尖锐,新教徒与天主教徒之间,保皇派与新兴的资产阶级之间,经常发生冲突,以至在1642年爆发了国内战争,战争到1646年才结束。

哈维生活的时代正是科学革命时期。早他一世纪的波兰天文学家哥白尼(1473—1543)提出日心说,揭开了科学革命的序幕,开普勒(1571—1630)从数学角度增加了哥白尼体系的精确性,并且提出了行星运行三定律,伽利略(1564—1642)利用望远镜对天体的观测,为哥白尼和开普勒的学说提供了确切的依据。哈维在帕多瓦大学攻读医学课程时,伽利略在那里教授数学。我们不清楚哈维是否与伽利略有过直接的接触。但是帕多瓦大学的新的科学思想氛围对哈维的思想无疑有很大的影响。

哥白尼的日心说动摇了影响西方人上千年的、被教会推崇的托勒密地心说。在科学革命时期,另一被教会视为权威的盖仑的心血运行观点也遇到了挑战。

盖仑(Claudius Galenus 或 Galen,约 129—200)是古罗马时期的医学家,他是继希波克拉底之后最著名的医学理论大师,他把古希腊医学与生理学、解剖学加以系统化,并且在解剖学、生理学、病理学和医疗学等方面都有许多重要的发现。他一生著述甚丰,约有 400 种,留下来的著作有 50 本左右。他的解剖学方面最重要的著作是《论解剖标本》和《论静脉和动脉之解剖》等。盖仑解剖学方法包括躯体解剖和脉管解剖,但是他的一些观点是想象的产物。他提出"元气"是生命的要素,"动物元气"位于脑,脑是感觉和活动的中心,"生命元气"在心脏中与血液混合,心脏是血液运动的中心,并且是调节体热的中心,"自然元气"从肝到血液中,肝是营养和新陈代谢的中心。他认为从食物中摄取的有用部分以"乳糜"的形式进入肝脏,再变成血液,在肝脏调制成的血液由静脉运送到右心室。他发现心房瓣膜的作用是阻止血液倒流,但他认为并不能完全阻止。盖仑认为血液可以透过心室间的隔膜从右心室流到左心室,在左心室,静脉血中的烟气与废物被分离出来,通过肺静脉排到肺里;空气从肺进入左心室,在左心室空气和元气与血液混合成鲜红的动脉血流到躯体的各个部分。在盖仑看来,血液在体内并不是循环的,而是在心脏和肝脏产生,通过动脉和静脉向身体各部分输送。盖仑还提出心脏也负责呼吸,心脏舒张时吸进空气,收缩时排出空气。

盖仑的学说基本上与基督教的教义相符合,例如他认为身体是灵魂的外壳,人是神造的等。所以他的权威性受到教会的长期支持。直到文艺复兴时为止,盖仑的解剖学观点曾被认为是唯一正确的,不允许批判或用实验去验证。提出质疑的人,常被视为异端。

尽管直到哈维时代还没有多少人(包括哈维本人)公开指责盖仑的观点,但是自从 16 世纪初期开始,一些学者的工作实际上已经开始动摇盖仑的权威性。

1543 年,哥白尼《天体运行论》发表的同一年,时任帕多瓦大学医学教授的维萨里(Andreas Vesalius,1514—1564)发表了《人体的构造》一书。维萨里在书中虽然表达了对盖仑的崇敬,但还是对盖仑的一些观点提出怀疑。例如,维萨里指出,心室之间的心肌比较坚韧,血液不可能透过。此外,维萨里强调了解人体结构的最好方法是通过直接解剖人体,而不是通过阅读书本,或只是通过解剖动物。西班牙哲学家、医学家塞尔维特(Michael Servetus,1511—1553)在他 1553 年发表的《基督教的复兴》一书中,提出心室不存在隔膜,血液只有通过进出肺的血管从右心室到达左心室和主动脉。塞尔维特的这部书主要是一部宗教、哲学书籍,出版后大部分书很快便被卡尔文教派的人焚烧了,他本人也很快被施以火刑。意大利人哥伦坡(Realdus Columbus,1516—1559)在 16 世纪中期也提出心室间的隔膜无法透过血液,右心室的血液是通过肺循环到达左心室的。哥伦坡的学生及后来的同事切萨尔皮诺(Andreas Caesalpinus,1524—1603)广泛传播了哥伦坡的思想。哈维在帕多瓦大学的老师、维萨里的学生、著名解剖学家和胚胎学家法布里修斯(Girolamo Fabricius,1537—1619)积极倡导维萨里的观点,并且发现了静脉瓣,但他当时还不清楚静脉瓣的作用。

尽管有一些解剖学家和医学家的出色工作,但是直到哈维,在中世纪占统治地位的心血观点并没有发生根本的改变,在广大医学工作者以及普通人的心目中，盖仑的观点依然是不能更改、绝对正确的。哈维的工作彻底改变了这种状况。

1616年，哈维在开设卢姆莱讲座时，就开始向听众传播他的心血运动观点，这些观点收在他1628年出版的《心血运动论》一书中。

哈维的工作与文艺复兴时期的医学和哲学有着密切的联系，他并没有明显直接地批驳盖仑和亚里士多德的观点，而且在《心血运动论》一书中尽量用他们的话作依据。他的哲学框架仍然是传统的，很少当时流行的机械、化学哲学的成分，他所使用的方法主要还是解剖与观察，而且他似乎比同时代的其他解剖学家更重视功能的研究。

然而，哈维的观点之所以能够彻底改变人们的思想，主要在于他在一本书中提供了大量的证据，其中包括人的临床观察、尸体解剖、许多种类动物的解剖与观察，而且利用定量思想、逻辑分析和生理测试，从各个方面证明心脏是一个可以泵出血液的肌肉实体，血液以循环的方式在血管系统中不断流动。

哈维彻底否定了心脏的心室之间可以透过血液，指出右心室的血液通过肺循环流到左心室。他证实了心脏瓣膜的作用是防止血液倒流，证实了静脉瓣的作用是防止静脉中的血液以离心脏的方向流动。他通过定量计算和逻辑分析，证明人体及一些动物体内的血量是有限的，血液只能以循环的方式在体内流动，而并非像盖仑所说的血液可以通过食物的消化不断地直接提供到心脏和血管系统。他证明动脉是将血液从心脏输出的血管，静脉是将血液输回心脏的血管，这两个血管系统并不是截然分开的，当剖开静脉，不仅静脉中的血液，而且动脉中的血液都会流空，反之亦然。他说明左右心房和左右心室之间的联系途径，以及它们各自不同的作用。他利用比较解剖的方法，说明了高等动物以及人与低等动物的心血系统的差别，说明了胚儿与成年人心血系统的差别。当然，最重要的还是，哈维从各种角度，利用大量证据证明血液在体内以循环方式流动。

哈维的方法是很精巧的。他反复利用定量方法,这在他以前以及同代人的生命科学研究中是不多见的。在说明心脏泵出的血量和证明血液循环时他都利用了这种方法。哈维清楚地认识到活体解剖方法在了解人体心血系统方面的局限性,他便利用临床观察、大型哺乳动物的观察,以及通过解剖活的低等动物,来作弥补。例如,利用人以及高等动物,很难清楚地观察心脏的搏动,哈维便通过对心跳较慢的冷血动物的观察来研究心脏的搏动;再比如,哈维还利用放大镜研究身体透明的河虾的心脏搏动。哈维尽可能地利用当时可以利用的技术和技巧来掌握更多支持他的观点的证据,这样使他的心血运动观点显得相当有说服力。

哈维心血运动体系当中,并没有充分的证据表明在体循环当中,动脉与静脉之间的联系,但他已经设想到类似毛细血管结构的存在。在哈维去世后的第六年,即 1661 年,意大利人马尔比基(Marcello Malpighi,1628—1694)利用显微镜证明了毛细血管的存在,从而进一步证实了哈维的心血运动观点。

尽管哈维没有证明毛细血管的存在,尽管不是哈维首次提出血液循环观点——除了维萨里、哥伦坡、切萨尔比诺外,还有一些人在哈维之前提出过这种观点,实际上早在古希腊时期,希波克拉底、柏拉图和亚里士多德也提出过血液在体内循环流动的观点,尽管不是哈维,而是法布里修斯首先发现了静脉瓣,但是哈维在一本小册子当中,利用充分的证据和缜密的推理,使得血液循环流动的观点显得十分牢固、透彻、无可辩驳、令人信服。哈维虽然不是出于本意,但却彻底推翻了盖仑的心血运行体系,开创了生理学、解剖学的新时代。

哈维的贡献是划时代的,他的工作标志着新的生命科学的开始,属于发端于 16 世纪的科学革命的一个重要组成部分。哈维因为他的出色的心血系统的研究(以及他的动物生殖的研究),使得他成为与哥白尼、伽利略、牛顿等人齐名的科学革命的巨匠。他的《心血运动论》一书也像《天体运行论》、《关于托勒密和哥白尼两大体系的对话》、《自然哲学之数学原理》等著作一样，成为科学革命时期以及整个科学史上极为重要的文献。

为便于中文表达，我在有些句子中加进了少量的短语或语词，皆以方括号标出。在翻译过程中，中国科学院自然科学史研究所的潘承湘先生曾审校过部分章节，并对全书的翻译工作提出过一些意见。中国科学院研究生院的刘兵先生多次督促，不断鼓励笔者的工作。在此我愿向他们表示我的诚挚谢意。笔者的中外文知识以及专业学术水平有限，翻译这样的著作实为一件诚惶诚恐之事，译文中的错误之处，还望读者不吝赐教。

译者
于北京玉泉路

科学元典丛书

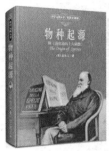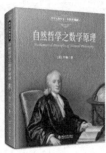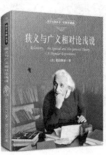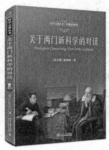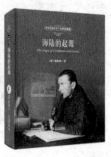
名作名译·名家导读

《物种起源》由舒德干领衔翻译，他是中国科学院院士，国家自然科学奖一等奖获得者，西北大学早期生命研究所所长，西北大学博物馆馆长。2015 年，舒德干教授重走达尔文航路，以高级科学顾问身份前往加拉帕戈斯群岛考察，幸运地目睹了达尔文在《物种起源》中描述的部分生物和进化证据。本书也由他亲自"音频＋视频＋图文"导读。

《自然哲学之数学原理》译者王克迪，系北京大学博士，中共中央党校教授、现代科学技术与科技哲学教研室主任。在英伦访学期间，曾多次寻访牛顿生活、学习和工作过的圣迹，对牛顿的思想有深入的研究。本书亦由他亲自"音频＋视频＋图文"导读。

《狭义与广义相对论浅说》译者杨润殷先生是著名学者、翻译家。校译者胡刚复（1892—1966）是中国近代物理学奠基人之一，著名的物理学家、教育家。本书由中国科学院李醒民教授撰写导读，中国科学院自然科学史研究所方在庆研究员"音频＋视频"导读。

《关于两门新科学的对话》译者北京大学物理学武际可教授，曾任中国力学学会副理事长、计算力学专业委员会副主任、《力学与实践》期刊主编、《固体力学学报》编委、吉林大学兼职教授。本书亦由他亲自导读。

《海陆的起源》由中国著名地理学家和地理教育家，南京师范大学教授李旭旦翻译，北京大学教授孙元林，华中师范大学教授张祖林，中国地质科学院彭立红、刘平宇等导读。